養生先養腳

保健、長壽、養顏

風行中國五千年的養生智慧，
是男女老少都能簡單施行的保健法

目錄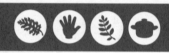

第 9 章 | **美麗有奇術** 源自腳部的美麗秘方

第 10 章 | **護腳更護花** 腳部藏著女人身體的妙藥

第 15 章 | **腳部疾患不用愁** 養生別忘為雙腳排憂解難

第 16 章 | **專業才是王道** 學學足療按摩師的專業技法

多數人不惜重金去用心呵護和保養自己的臉部及手臂，卻疏於愛惜自己的雙腳。也許是受古人「人之五體，以足最賤」的影響，也許是覺得腳被牢牢地包裹在鞋裡面，永遠不見天日，因此認爲它不必享受臉部的同等待遇，就連人們在形容腳的時候都通常稱其爲「臭腳」，而相對於玉手、纖體等美好的形容詞，腳部永遠被人忽略。所以人們一直在犯著一種錯誤，就是太忽略腳部的養生和保健。其實腳才是我們身體的「根」。

中醫典籍說「鼻爲苗竅之根，耳爲神機之根，乳爲宗氣之根，腳爲精氣之根」，認爲鼻、耳、乳是人體三個方面的根本，而腳是人體總的精氣之源。中國著名醫著《黃帝內經•厥論》中說：「陽氣起於足五趾之表，陰氣起於足五趾之裡。」又說：「陰脈者集於足下，而聚於足心。」這都說明雙腳與周身陰陽、氣血、經絡聯繫密切。腳好全身則健，腳不好全身則敗，所以腳具有牽一髮而動全身的作用。

腳部是足三陰經、三陽經起止的彙聚處，腳背、腳底、腳趾間彙集了很多穴位，它反映了相應臟腑組織器官的生理、病理現象，運用按摩手法刺激這些穴位和足部反射區，可以調節人體各部分的機能，取得防病治病、自我保健的效果。所以我們養生首先要養好我們的根——腳，腳養好了，我們就能健康、長壽和美麗。

　　養腳護腳其實就是我們平時常說的足療，足療具有不需要醫療器械，不受時間、場地限制，簡單易學，隨學隨用，沒有不良反應等獨特優點，有著廣泛的適用性，尤其適合自我保健。足療的作用非常廣泛，對於感冒、失眠、頭痛、憂鬱症、糖尿病等都可以起到緩解甚至治癒的作用。對於愛美的女性而言，足療也是一堂美麗必修課。

　　處於現代快節奏生活下的我們，最好摒棄那些紛繁複雜的現代醫療器材和林林總總的化學藥品，以及瓶瓶罐罐等養生補品；用最天然、最有效、最易行的方式來妝點我們的生活，讓我們的身體更健康，更美麗。

　　養生為什麼先養腳？如何暖腳、泡腳？如何按摩腳？如何通過足療達到養護臟腑、延年益壽、美容養　等目的？……相信你所關心的問題在本書中都能找到理想的答案。

　　書中提供的養腳護腳良方簡單易行，讀者一看就會用，一用就靈，且語言通俗，案例豐富，緊貼生活，是人們生活中的良師益友。值得你擁有！

編者

2009 年 10 月

第 1 章 | 見證奇蹟：
回眸腳部養生之妙

李伯伯透過泡腳血壓降下來了

◉ 案例重現

　　李伯伯是位高血壓患者，晚上睡眠品質也不好，於是尋醫問藥便成了他生活中的「正事」，可是令他煩惱的是治療效果並不明顯。後來李伯伯聽說天天泡腳可能會對高血壓有療效，於是抱著試試看的心情。他每天晚上睡覺前用經過中藥熬製的熱水泡腳 20 分鐘，並持續按摩腳部。隔了十幾天，血壓降下來了，真是太神奇了！

　　為什麼中藥足浴有這麼令人驚歎的效果？這其中的道理又是什麼呢？其實高血壓病的發病機理與腎、肝兩臟有關。中藥足浴可使藥物透過皮膚、孔竅、腧穴等部位被直接吸收，藥力進入脈絡後循經而上，可以達到調氣血、降血壓的作用，對改善高血壓症狀、控制高血壓有很好的效果。簡單的中藥足浴就能降血壓！下面我們為大家介紹兩種簡單有效的中藥足浴的方法：

🌿 芹菜、桑葉配方

用料：芹菜 50 克，桑葉、桑枝各 30 克。

用法：將上列藥物加水 4 千毫升煎煮取液，先熏足後浸足，每天
一次，發作時每天兩次，一劑可用 2 或 3 次，十天 一療程。

功效：清肝降壓，適用於各類高血壓患者。

🌿 吳茱萸、肉桂配方

用料：吳茱萸、肉桂各 50 克。

用法：將上藥共研細末，每次取 10 克左右加米醋調成稀糊狀，外
敷於雙足心腎反射區，一日一換，連續 5～7 天。

功效：溫經通脈，清肝降壓。除了中藥足浴外，你還可以敲打、
揉捏足底和腳後跟，這樣可以改善血液循環，擴張血管，
使血液容易回到心臟，血壓也能降下來。

👣 張媽媽每天泡腳，與感冒絕緣了

◎ 案例重現

　　張媽媽六十多歲了，身體硬朗、精神也很好，似乎從沒見她生
過病，即使小感冒也從沒沾惹過她，更重要的是她好像從沒鍛煉過，
也沒吃過什麼營養補品。一次去她家玩，便問起了這件讓人匪夷所
思的事情，為什麼身體這麼好，難道真的是天生的嗎？她笑著說：
「我也沒做什麼，不過就是晚上睡覺之前熱水泡腳，很舒服的，也
有助於睡眠，從來不失眠，可能就是這個原因吧。」

中國有一句古話：「熱水洗腳，勝似吃補藥。」每天泡腳 20～30 分鐘就能發揮養生保健的作用，提升人的免疫力，這也是張媽媽很少得病的原因。根據現代科學研究，人的雙腳上存在著與各臟腑器官相對應的反射區，刺激這些反射區，就可以促進人體血液循環，調理內分泌系統，增強人體器官機能，取得防病治病的自我保健效果。

泡腳不僅可以提升人對疾病的抵抗力，還能減輕疾病的症狀，例如對於感冒發熱引起的頭痛，熱水泡腳有助於退熱。其實，熱水泡腳足療的應用範圍很廣，風濕病、脾胃病、失眠等全身性疾病，截癱、腦外傷、中風、腰椎間盤突出症、腎病、糖尿病等大病、重病後的康復治療等都包括在內。

如果想提升免疫力，趕跑感冒症狀，可以將生薑切碎放入鍋內加水煮沸 5 分鐘，等水涼到 40 度左右，就可以用水泡腳了。這種方法適用於風寒感冒、風濕、類風濕、陽虛畏寒等症。

馮小姐透過揉壓腳部穴位消除了體寒

⊙案例重現

馮小姐是一名外商公司職員，二十八歲，工作上的壓力已經讓她疲憊不堪、筋疲力盡，讓她更頭痛的是身體上的不適，她的下半身，尤其是從腳踝到腳尖，一年到頭都是冰涼的，有時候會因為腳寒而無法入睡。尤其是在寒冷的冬天，即使穿著襪子睡覺，把熱水袋放在腳上，腳還是冷冰冰的，這樣睡眠品質自然也不會好。馮小姐聽說腿部按摩對體寒十分有效，於是抱著試試看的心情去治療。

馮小姐接受的是油壓按摩。油壓按摩是一種使用按摩油輕柔刺

激體表的按摩方法，每次按摩腿部 30 分鐘，一週兩次，連續四周。兩週過後，馮小姐的腿部體表溫度上升，自己也感覺不到體寒了，睡得好，精神狀態也好了。她非常驚喜，於是到處宣揚中醫按摩的神奇功效。

　　大多數人可能都認為體寒不是病，沒什麼大不了的，也不用去治療，其實這是個錯誤的認知。體寒容易誘發或加劇腸胃不適、關節痛、痛經的症狀。造成體寒的重要原因就是負責血管收縮的自律神經遲鈍了，以及神經末梢血液循環不順暢。而進行腿部按摩不僅能改善血液循環，還可以調整自律神經。這也是馮小姐透過腿部按摩治療能改善體寒的原因所在。

　　除了上面的油壓按摩方法之外，刺激改善血液循環的腿部穴位，如「足三里」（位於外膝眼下四指，脛骨外一橫指）、「三陰交」（位於內踝尖直上三寸，脛骨後緣。左右腳各一穴，屬太陰脾經，與厥陰肝經、少陰腎經交會，故名三陰交）、「太谿穴」（位於腳踝內側，在腳踝高點和跟腱之間，有一個大凹陷，這個凹陷中間，可感到動脈跳動之處即是太谿穴）等，每天晚上睡覺前按摩一下這三個穴位，對治療體寒有很好的療效。

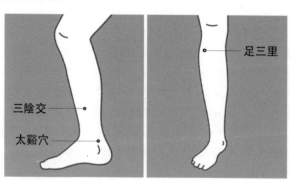

三陰交
太谿穴
足三里

　　如果下半身——尤其是腳發冷，一定要想辦法治療，因為這種症狀不但會帶來不適，還有可能成為身體健康惡化的誘因。

王女士透過足部按摩趕跑了疲勞

⊙案例重現

　　王女士雖已年近五十，但歲月並沒有在她身上留下太多的痕跡，依然青春亮麗、活力四射。王女士認為，女人身體的每個部位都很重要，尤其是四肢，因為神經末梢都集中在四肢，所以平時更要多費心思去照顧。晚上睡覺前，王女士會用乳液加入一點植物精油，按摩足跟五分鐘，以防止乾裂和促進全身血液循環。這樣可以透過按摩把一身疲倦消除，不但能讓自己睡得舒服，還能提升人的精氣神（因為足部按摩具有非常明顯的「提神、抗衰、保健」作用）。

　　❶ 補腦提神：補腦提神是足部按摩最顯著的功效之一。困倦之際，按摩足部的大腦、額竇、腦幹、垂體等反射區，對腦力勞動者解除疲勞功效顯著。

　　❷ 補心調律：按摩足部能促進血液循環，增加血含氧量，促進代謝，調節心律。常按摩心、腎上腺、血壓點等反射區，對年老體弱者和心臟病患者有補心調律之功效。

　　❸ 補脾助運：不思飲食之時，按摩足部片刻，頓覺飯甜菜香，胃口大開。常按摩胃、腸、膽、胰、腹腔神經叢等反射區可健脾助運，增加食欲。

❹ 補腎壯陽：腰痠腿軟、夜尿頻多、陽痿早洩者常按摩腎上腺、腎、生殖腺、前列腺等反射區，可益腎壯陽，重振雄風。

足部按摩對體弱多病者有「補不足」的作用，對體壯精實者，卻有「瀉有餘」的功效，因為足部按摩能調節肝臟功能，提高人體抗病排毒的能力。

① 暢腑通便：腑實內熱、腸道麻痺或習慣性便秘患者，經常按摩小腸、升結腸、橫結腸、降結腸、乙狀結腸和直腸等反射區後，可使腸蠕動明顯加強，從而有腑暢便通之效。

② 排毒利尿：足部按摩可使人體內有毒物質和代謝物從小便排出。常按摩腎、輸尿管、膀胱、淋巴結等反射區，可增強人體排毒能力，淨化人體內環境，減少疾病的發生。

去除疲勞感的有效反射區是肝臟和腎臟，因這兩者是力量和熱情的源泉，眼睛疲勞、做事欠缺熱情等完全受這兩個反射區所左右。若能加上甲狀腺和頭的反射區，刺激效果會更佳，因甲狀腺與內分泌和新陳代謝有關。

👣 錢小姐透過腳部按摩自治懷孕浮腫

⊙ 案例重現

錢小姐懷孕後，一直在家休息。雖說將為人母令人欣喜若狂，但是隨之而來的痛苦也只有自己才知道。懷孕幾個月後，錢小姐的下肢和腳部都浮腫了，兩隻以前纖細的手現在變成「肉包」，腿也變成「象腿」。她還說：「不但難看，還要忍受腳隱隱作痛的痛苦。」

後來錢小姐聽說按摩腳部的穴位就能紓緩痛苦，於是找到了一位老中醫。老中醫要她沒事的時候按摩一下「陷谷穴」，於是錢小姐每天按照這位老中醫教的方法按摩。才持續了幾天，浮腫和疼痛症狀就有所緩解了，她不禁感慨中醫的博大精深：不用吃藥打針就能緩解病痛，真是神奇之極。

　　現實生活中，很多懷孕的女性的確會遇到像錢小姐這樣的情況，在妊娠中、晚期會出現下肢浮腫。輕者限於小腿，先是腳踝部，後來慢慢向上蔓延，嚴重的可引起大腿、腹壁或全身浮腫。之所以會出現這種狀況，是由於懷孕後盆腔血液回流到下腔靜脈的血量增加，而增大的子宮又壓迫了下腔靜脈，使下身和下肢的血液回流受阻，因而下肢靜脈壓力升高，以致小腿浮腫。所以，要想消除浮腫就要使血液流通順暢，而要使血液流通順暢就要按揉腳部的「陷谷穴」。

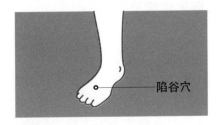

陷谷穴

　　陷谷穴在腳背上第二、三趾骨結合部前方的凹陷處，按壓此處可以消除因為妊娠而引起的臉部浮腫、水腫以及腳背腫痛。如屬全身性浮腫，那就應儘快找醫生查明原因。在積極進行治療的同時，也可以用其他方法進行輔助治療。

　　第一種方法，是以中等力度手法，做全身按摩，以促進全身血液循環。

　　第二種方法，是對腰背部進行熱敷。

施行以上方法後，就可以促進腎臟血流量增加，達到利尿消腫的效果。

除此之外，如果浮腫並伴有高血壓，可用一帖叫「吳茱萸蒜泥糊」的藥方治療。

🌿 吳茱萸蒜泥糊

材料：吳茱萸 3 克，大蒜 2 瓣。

用法：將吳茱萸研末，大蒜搗成泥，拌勻，貼雙足心湧泉穴，用敷料包紮固定，並於足底熱敷，用藥後覺足心刺激感強烈，四小時之後測血壓可以逐漸恢復正常，下肢浮腫漸消。

功效：利濕消腫。

👣 睡前熱水泡腳讓夏老健康又長壽

◉ 案例重現

夏爺爺有四個兒子，兩個女兒，一生奔波勞碌，為了家庭鞠躬盡瘁，但一直維持著健康的心態，對任何事情都以樂觀的態度面對。除此之外，飲食和睡眠品質也非常好，從不挑食、胃口絕佳，也從不失眠。

但是隨著時間的推移，夏爺爺的雙腳不再像以前那麼靈活，即使是這樣，他的手腳也不閒著：散步、曬太陽、在木頭上雕刻小東西等，都是他生活中不可或缺的娛樂。夏爺爺也非常懂得養生，用熱水泡腳是他一直津津樂道的養生方式。他對於泡腳也很講究，會在熱水裡加一點鹽或花椒，認為這樣可以提高人體的免疫力——看來夏老對泡腳養生是很有心得的。

　　隨時享受生活，保持良好的心態，是夏爺爺健康長壽的秘訣之一，除此之外，長期持續用熱水泡腳也是不可或缺的一項要素。

　　中國傳統醫學認為，足部與全身所有臟腑、經絡都有密切的關係。足部是足三陽經、足三陰經的起始點，經常用熱水泡腳，可以調理臟腑功能、提升人體免疫力。我們在日常生活中不妨學學夏老先生，將泡腳當成一種生活習慣，這樣我們的身體也會更健康。「熱水洗腳，勝似吃補藥」，此話不假。

　　南宋大詩人陸游也有泡腳的習慣，他曾經對家人說：「春天洗腳，升陽固脫；夏天洗腳，暑熱可卻；秋天洗腳，肺潤腸濡；冬天洗腳，丹田濕灼。」陸游習慣晚上讀書寫作，所以經常到二更鼓盡才會去睡覺，睡前必須泡腳。他認為睡前泡腳是人生一大快事，他也曾寫過「洗足上床真一快，稚孫漸長解燒湯」的詩句。看來陸游對泡腳真是喜愛有加。

　　腳是人體的第二心臟，睡前泡腳，可以促進體內血液循環、淋巴迴圈，也使全身放鬆紓壓，還可以促進睡眠，增強臟腑功能，達到防治諸病、延年益壽的功效。

第2章 亙古不變的養生大道：
養生就要先養腳

🦶為什麼中國人天天洗腳，而西方人天天洗澡

　　華人一直很注重養生，認為養生之道要因時、因地、因人而有不同，要順天道和法地道。天道和地道都是自然之道，人是自然的產物，就要順應自然之變。順天道，就是順四時陰陽之消長、順萬物自然之動靜，動以養形、靜以養神；法地道，就是考察地勢之高下，陰陽之偏頗，五味之盛產，而養形、養神。

　　另外，中國傳統養生學認為養生之道還要順應人的本性，不能違背人自身的生長和生存規律，所以我們要養好腳和手。腳和手都是人體的末端，養好這兩個部位人就會健康和長壽，在這裡我們要探討透過泡腳可以怎麼養腳。

　　大家可能會有這樣的疑問：為什麼中國人特別講究洗腳，而西方人卻特別喜歡洗澡呢？其實這跟人的生活習慣有關，西方人喜歡吃大魚大肉，在中醫看來，「魚生火，肉生痰」，這樣的飲食方式導致他們身體內的濕氣會很重，濕氣重的人一般都會胖，所以西方人肥胖人

居多，而這也是西方人身上有那麼多毛的原因——他們要用毛的開泄作用把身上的濕邪代謝出去。而中國人卻不同，他們吃的是五穀雜糧，富含豐富的膳食纖維，所以中國人的體內就沒那麼多濕邪，也沒那麼多肥胖的人，體毛也沒那麼多。但是現在的有些中國人很喜歡吃肉，導致體內濕邪嚴重而致胖，所以我們還是要遵循中國的傳統飲食法，多吃五穀雜糧，這樣才能健康。

西方人熱衷於洗澡，是因為他們必須透過洗澡來解決身體過度開泄的問題，而中國人卻不用解決這個問題，而要透過洗腳來養護自己的身體，因為腳每天承受的壓力特別大，不僅要承受人體的整個重量，還要到處奔波和忙碌，所以我們要好好地保養它；同時，腳是人體一個非常特別和重要的部位，腳上循行著六條經脈，有 70 多個穴位，把它呵護好，我們的身體就會好，所以中國人特別懂得養護自己的雙腳，提倡天天泡腳，且要持之以恆。

其實春夏秋冬最好都要洗腳，不同的季節有不同的作用，春天洗腳可以「生陽固脫」，也就是說既能生陽氣，又能避免過度外散；夏天洗腳能祛除濕氣，把暑濕都代謝掉，但是要注意最好用偏熱一點的水，效果會更好；秋天洗腳對人體有滋潤的作用，尤其有潤肺之功效；冬天用熱水泡腳能夠使下丹田溫暖，讓身體的氣血都能循環順暢。洗腳有這麼多的好處，我們何樂而不為呢？

並非誇大其詞，雙腳是人體健康、長壽的根基

大家知道，手腳是人體重要的外部器官，機體生命力的旺盛與衰

弱，很大一部分取決於手腳功能的強盛與否。一般來說，手腳靈活表示四肢發達、生命力旺盛；手腳羸弱、行動遲緩表示人體機能狀態衰弱或衰老。在這裡我們稍微探討一下「腳」在人體中的重大功用。

前面我們也講到了，腳是人體中非常重要的部位，為什麼這麼說呢？

首先，雙腳承受了很大的壓力。雙腳由 52 塊骨骼、66 個關節、40 條肌肉和 200 多條韌帶組成，這樣的解剖學特點使雙腳更結實、有力和靈活，能承受人體的全部重量。

第二，雙腳關係到人體的健康。唐代著名醫學家孫思邈認為腳部受寒，勢必影響人體內部的各臟器，引發各種疾患，如胃痛、腰腿痛、月經不調等。中國傳統醫學認為，人有耳根、鼻根、乳根、足根等四根，其中足為精氣之根。俗話說「人老足先衰，木枯根先竭」，如果把人比喻成一棵樹，那麼腳就是人體的根。樹木的衰竭從根開始，人體的衰竭則從腳開始，可見雙腳是人體健康的根基。

關於腳與健康關係的名人名句有很多，宋朝詩人蘇東坡年過花甲仍神采奕奕、雙目炯炯有神，對於其中奧妙，他自言道：「東坡擦腳心，並非隨觀音。只為明雙目，世事清濁分。」又說：「腳心有湧泉穴，早晚各擦百次，能導虛火，降濁氣，舒肝明目，健足安眠。」民間還有傳說：清代有位總督，晚年有一養生秘訣：「晨起三百步，睡前一盆湯。」

🦶 腳是人體的小宇宙，是人體臟腑器官的一個縮影

人的雙腳是人體經絡循環的必經之路，人體的五臟六腑在腳上都有相應的穴區，即「反射區」。腳為脾經、肝經和腎經等足三陰經之始，

又是胃經、膽經和膀胱經等足三陽經之末，踝部以下有60多個反射區，將近70個穴位。這些反射區和穴位都與體內臟器有著十分密切的關係，透過六大經絡的傳遞，全身的「健康資訊」都能彙集於足部，成為人體各器官狀況的縮影。

比方說，雙腳就像人體的一面鏡子，體內各種「影像」也一照即現，如身體健康，腳上的皮膚，就富有光澤；反之，如果腳上的皮膚發暗或缺少光澤，即說明身體出現病變；如果大腳趾肚出現血點，則提示將要腦出血；大腳趾腹出現皺紋呈倒三角形則表示日後可能會腦萎縮；右腳膽的反射區有小坑則表示膽已經被摘除；婦女子宮反射區凹陷則表示子宮被摘除；如果腎被摘除或換腎，都會出現腎的反射區塌陷。

如果出現第一節趾骨和第一蹠骨大拇指關節處增生腫大，則表示將會發生全身多發性關節退行性骨關節病，此種情況多發生在婦女停經期後。腳部預測疾病我們後面的章節會講到，在這裡只介紹幾種，的就是讓大家明白，腳彙集了全身的健康或疾病資訊，只要看腳部異常就能及時發現身體哪部份出了問題。

腳就是一個人體的「小宇宙」，是人體臟腑組織器官的縮影，所以我們可以透過腳部的異常變化來判斷身體其他器官的變化，也就是說可以預測身體其他器官的疾病了，我們不妨平時多注意一下腳部的異常變化，如果發現，及時就醫或採取其他治療措施。

為什麼說腳是人體的「第二心臟」

心臟是人體不可或缺的一個非常重要的器官，它的意義大家都清

楚：心臟一旦停止跳動，人的生命也就停止了。為什麼說腳是人體的「第二心臟」呢？這是因為腳跟心臟一樣，對人體的血液循環有著至關重要的作用。

我們知道，雙腳離心臟最遠，加上重力的作用，血液從心臟流向雙腳很容易，但是從雙腳流回心臟卻不那麼容易了，因為腳部血液回到心臟不僅過程長，還必須要有足夠的壓力，否則就很難順暢地流回心臟。若是血液循環到了足部，無力回流到心臟，那後果是可想而知的。

但是，為了使人體能夠正常運轉，雙腳還是要憑藉腳部肌肉正常的收縮功能，使積存廢棄物的靜脈血經由毛細血管、小靜脈、靜脈流回心臟，由此使人體整個的血液循環得以順利實現。雙腳負擔著把心臟傳送的血液返送到心臟上的重要功能，這就是腳被稱為「第二心臟」的原因。

腳的功能有如心臟的功能，腳的重要性不亞於心臟的重要性。如果腳部末梢血液不流暢，靜脈血也就不能順暢地回流，這樣就大大增加了動脈血供給的阻力，同時增加了心肌工作的強度。由於腳部血流緩慢，表層脂肪薄，新陳代謝所產生的代謝物易沈積於足底，這些有害廢物（如尿酸結晶體等）長期在腳底上堆積，直接侵犯反射區，也會間接危害到與這個反射區相關的組織器官，久而久之，就容易產生各式各樣的疾病，所以一定要好好養護我們的雙腳，讓它做好自己的工作，履行好自己的職責。

有些人常年腿腳無力，也不愛運動，每天都覺得雙腿沉重。導致體內有大量的血液淤積在下肢，無法順利回流，造成雙腿的負擔；另一方面，心臟也因為長期得不到強勁的回流血液的衝擊力而功能下降。所以，一些常年腿腳不好的人往往更早、更容易罹患心臟疾病。

健身不要捨本逐末，做好足部保健是關鍵

俗話說：「健康是走出來的。」非洲原住民經常赤足，足部肌肉、韌帶結構堅強有力，足底皮膚粗糙耐磨，足弓發育良好。經常赤足，讓腳底接觸坑窪不平的地面，相當於經常按摩足部，因此，這些原住民身體都很健壯。

傳統中醫理論認為，雙腳與全身陰陽、氣血、經絡有著極密切的關係，而中醫的足部保健法就是透過藥物滲透、經絡運行、神經反射等作用，使人體內環境得到調節與平衡，調動人體潛在的自我防禦能力，提高免疫功能、袪除病邪，回復正氣，繼而達到保健、強身長壽與輔助治療疾病的目的。具體來說，強化腳部保健對人體具有以下的作用：

❶ 提升免疫力，讓人少得病。透過加強足部保健，可以提高身體免疫系統的功能，加強吞噬細胞的吞噬作用，保護身體的健康。

❷ 提高自癒能力，讓人迅速恢復健康。透過腳部保健，能啟動人體內的自我調節機制，激發臟腑器官的潛能，充分發揮身體的自衛能力和自我修復能力，使人體對外界環境的複雜變化能及時做出規律性和適應性的反應。

❸ 提升機體的調節功能，讓人迅速恢復機體的平衡。人體本身就具有奧妙的調節機制，腳部保健調節為雙向調節，是透過神經或經絡、神經體液的調節和局部調節，迅速恢復身體功能的失衡狀態。

❹ 挖掘潛在的能力，讓人更聰明。人體的潛能很大，許多器官的功能，如對大腦、心臟、肺部等，沒有全部發揮出來，透過腳部保健

能挖掘身體的潛在能力，讓人的記憶力、適應能力、反應能力等都能得到改善和加強，讓人更聰明。

你可能有這樣的體會：當大腦累了，沒有靈感了，哪怕只是站起來走走，散散步，疲勞也能大大紓解，靈感就會驟降。室內環境不變，空氣中含氧量也沒有變化，那麼是什麼原因導致大腦轉得更快了？答案還是在下肢，因為在走動中，腿腳肌肉重新收縮，更多血液回流至心臟，全身都得到更多的供氧，腦部自然也不例外。

「千里之行始於足下」、「鶴髮童顏、步履輕健」，這些都無不說明腳的重要性，雙腳在人的一生中有非比尋常的作用，養好雙腳就可以不用打針吃藥，照樣能獲得健康。所以請愛護自己的雙腳，時時祛除身體中不利健康的因素，將潛藏的疾病消滅，我們的身體才能百病不侵。

第3章 | 足療解密：
揭示古老正宗的
足療防治疾病奧秘

腳部藏靈藥──看看腳部的經絡穴位地圖

中醫認為經絡就是人體運行氣血的通道，它分佈在全身的上下裡外。如果說我們的身體是一座摩天大廈的話，那麼經絡就是隱藏在大廈牆裡的電線網路，大廈燈火通明與否，全依仗這些電路，一旦電路出現故障，大廈就會陷入黑暗之中。人體也是如此，一旦經絡不通，我們的氣血就不能順利地運送到各個臟腑，身體也會隨之出現問題。中醫在長期的臨床實驗下，認為經絡是真實存在的，而且古人以實用的角度給經絡下了一個定義：經絡是人體氣血運行的通路，內屬於臟腑，外布於全身，將各個組織、器官聯結成一個有機的整體。

人體最重要的經絡是十二正經和奇經八脈，其中三條陽經和三條

陰經都與腳有關係，同時腳部也是透過這六條經絡聯絡臟腑的。這六大經絡分別是足陽明胃經、足太陽膀胱經、足少陽膽經、足太陰脾經、足厥陰肝經和足少陰腎經。

它們的循行路線和腳部的主要穴位分別是：

足陽明胃經的循行路線：胃經是很長的一條經脈，有兩條主線和四條分支，是人體經絡中分支最多的一條，主要分佈在頭臉、胸部、腹部和腿外側靠前的部分。腳部比較常用的保健穴位是「內庭」和「陷谷」。內庭在兩腳背上第二和第三趾結合的地方。陷谷穴在腳背上第二、三趾骨結合部前方的凹陷處。

足太陽膀胱經的循行路線：膀胱經起於內眼角，經眼角向頭頂、頂後、背腰旁側、骶、下肢外側至小趾止。腳部比較常用的保健穴位是「昆崙」，位於足部外踝後方，當外踝尖與跟腱之間的凹陷處。

足少陽膽經的循行路線：膽經是最長的一條經脈，它從外眼角開始，沿著頭部兩側，順著人體的側面向下，到達腳的小趾和倒數第二個腳趾，幾乎貫穿全身。膽經在腳部的穴位不太常用，在這裡就不多介紹了。

足太陰脾經的循行路線：脾經的循行路線從大腳趾末端開始，沿大腳趾內側腳背與腳掌的分界線，向上沿內踝前邊，上至小腿內側，然後沿小腿內側骨，與肝經相交，在肝經之前循行，上股內側前邊，進入腹部，再透過腹部與胸部的間隔，沿舌根散佈舌下。

腳部比較常用的保健穴位是「公孫」、「太白」和「隱白」。公孫穴位於腳內緣，第一蹠骨基底的前下方，順著大腳趾根向上捋，凹進去的地方就是。太白穴位於足內側緣，當第一蹠骨小頭後下方凹陷處。隱白穴在足大拇指內側趾甲角旁 0.1 寸。

足厥陰肝經的循行路線：肝經起於大腳趾內側的指甲緣，向上到腳踝，然後沿著腿的內側向上，在腎經和脾經中間，繞過生殖器，最後到達肋骨邊緣止。腳部的常見保健穴位有「太衝」和「行間」。太衝穴位於足部的背側，大拇指與第二個腳趾的中間。行間穴在足背側，第一、二趾間，趾蹼緣的後方赤白肉際處。

足少陰腎經的循行路線：由足小趾開始，經足心、內踝、下肢內側後面、腹部，止於胸部。腳部的常見保健穴位有「太谿」、「湧泉」和「照海」。太谿位於腳踝內側，從腳踝內側中央起，往腳趾後方觸摸，在腳踝內側和跟腱之間，有一個大凹陷，這凹陷中間，可感到動脈跳動之處的即是太谿穴。湧泉位於足底，在足掌的前三分之一處，屈趾時凹陷處便是。照海穴在內踝尖正下方凹陷處。

得來全不費工夫：腳部穴位是最有效的天然靈藥

經絡穴位主管著人的生老病死，它內連臟腑，運氣化血，外連筋骨皮毛，運輸著機體活動所需的氣血能量，這是中醫治病的基礎。經絡穴位隱藏在人體內部，無形、無色，一般是看不到的。

明代醫學大家李時珍曾花費很大精力去鑽研經絡穴位，著成《奇經八脈考》一書，詳細介紹了人體的奇經八脈，他說：「內景隧道，唯返觀者能照察之。」意思就是說，唯有具有內視功能的人才能看到。據說名醫扁鵲就能一眼看到人的五臟六腑、奇經八脈，所以看病時很精準。

那麼，剛學中醫的人，是不是不能找到經絡穴位呢？也不是的，

只要我們能夠留心，雖然不能看見經絡，但依然能夠準確找出穴位所在的位置。比如生病的時候，人體的某處會發紅，或疼痛，或出現皮疹，或結節，這是疾病在穴位處的特殊表現。

腳部的穴位是人體隱藏的天然良藥，透過腳部經絡穴位治療疾病，方便快捷，無任何副作用。人體的交通網絡是固定的，經絡是與生俱來的東西，我們需要及時對它進行疏導、修補，否則，生病時經絡就堵塞了。

一生病，人們首先想到的是借用藥物來治病。這就好比修路需要從很遠的地方運來沙子、水泥，會花費大量的人力、財力、物力；除此之外，在修路的過程中，水泥攪拌機的轟鳴對周圍居民形成噪音污染，揚起的灰塵造成空氣污染，不僅浪費，也不環保。而因地制宜，會對原來的路面進行修補，不需要太多的工人，也不需要大量的設備，只需要幾個人將水泥或者柏油往損壞的地方一填，再將路面磨平就大功告成了。經絡治病就是這樣，無論是用針，還是用手，只要找準幾個穴位，按摩一下使經氣充足，血脈流暢，就可以調動人體的自癒能力，應對外來的敵人。最多是出一滴血，產生短暫的疼痛，絕不會讓你胃潰瘍，也不會對骨髓造成損害。

也許有人說：「中藥是天然的藥材，不是生物化工產品，不會對人體內環境造成破壞。」但是，即便是被《神農本草經》譽為上品藥材的人參，吃多了也會造成鼻出血。

讓生命的每一天都有神醫的護佑——奇妙的足底反射區

　　人體各器官和部位在足部有著相對應的區域，可以反映相應臟腑器官的生理病理資訊，這就是所謂的「足部反射區」。運用按摩手法刺激這些反射區，可以調節人體各部分的機能，取得防病治病、自我保健的效果，醫學上稱之爲「足部反射區健康法」。

　　其實足部反射區的分佈是有一定規律的。把我們的雙腳並攏，你可以把他看成一個屈膝盤坐著的人。腳的拇趾相當於人的頭部，所以大腦、小腦、延腦、腦垂體的反射區都在拇趾上；腳趾的根部相當於人體的頸部；腳底的前半部相當於人體的胸部，其中包括肺與心臟；腳底的中部相當於人體的腹部，有胃腸胰腎等器官，右腳有肝膽，左腳有心脾；腳跟部相當於人的盆腔，生殖器官，如子宮、前列腺、卵巢、睪丸、膀胱以及尿道和肛門等；腳的內側構成足弓的一條線，相當於人體的脊柱，即脊椎、胸椎、腰椎、骶骨和尾骨。

　　從腳的側面看，相當於一個人的側位像，拇指趾側 頭後部，拇趾的跟部相當於頸部，向下依次爲胸、腰、骶、臀等部位，踝關節相當於髖關節等。

　　左右腳的臟器多爲對稱，差別只在於「左心脾，右肝膽」。

　　這是一張藏寶圖，裡面有你的健康；這是一張線路圖，透過它你可以進入自己的身體內部；這是一張身體的密碼圖，有了它，你可以找到機體內病症的源點，並穿過病症的針眼控制住它們。

不能混淆的兩個概念：反射區與穴位的區別

　　反射區與穴位是兩個不同的概念，但是很多人卻把這兩個概念混

淆起來。無論是反射足療還是一般意義上的足部按摩，都把人體作爲能量的集中體來對待，認爲體內流動著真氣。

傳統醫學以稱之爲「經絡」的氣流（能量線）爲基礎，而將經絡當中重要的幾個點稱之爲「穴位」，這就好比電車的線路是經絡，而沿途的車站是穴位，穴位作爲一個點，其特徵就是在狹窄的範圍內捕捉「氣流」。

與此相對應的，反射足療是以十股垂直流動的氣流（能量線）作爲基礎來確定足底反射區的位置。

反射區不是遍佈全身的，而是以在足底等身體的某一個部位微縮了全身器官的形式存在的。此外，反射區作爲一個面，其特徵是在比較廣泛的範圍內易捕捉，因此，在進行自我護理的時候比較容易找準位置。這種十股垂直流動的氣流（能量線）的說法，是廿世紀初由美國的醫生菲茨傑拉爾特博士提出的。

人體內有十股垂直流動的氣流（能量線），在健康的狀態下，這些能量線就會順暢地向身體運送能量，而飲食不規律或者睡眠不足等導致能量的輸送停滯，是肩瘈、腰痛等症狀形成的原因。也就是說，透過對位於末梢的足底的刺激可以激發體內氣流（能量線）的活力，改善身體不適，同時透過對臟器器官對應的反射區的刺激可以達到調節身體機能的作用。（見右頁表）

反射區與穴位的三大區別

區別　　　說法	反 射 區	穴 位
理論不同	理論基礎是十股垂直的流動能量線	理論基礎是經絡
處理方式不同	反射區為「面」的大範圍，比較好找。	穴位為「點」，較狹小的範圍，不是很容易找到
與身體的對應方式不同	只分佈在腳部、手部等，身體的一部分反應全身的狀況	分佈在全身各處

🦶足療常用的方法：足浴、按摩、艾灸、敷藥等

　　足療是近年來興起的一種防治疾病、健身強體的方法，是中醫外治法的一部分。足療是指運用物理療法（如手指、按摩工具等）在雙腳相應的穴位、反射區上施以按、壓、刮等手法，達到診斷疾病、治療疾病、自我保健目的的一種療法。由於本法具有簡易、方便、廉價、無副作用的特點，所以應用十分廣泛，在家中就可以進行。足療有很多種方法，包括足浴、按摩、艾灸、敷藥、拔罐、貼磁等，在這裡介紹幾種我們生活中常用的、簡單又有效的方法。

◆足浴療法

　　足浴，其實就是泡腳，它是運用適宜溫度的湯水或中藥藥液，浸泡雙腳，透過水溫、藥物、穴位刺激等機制，達到疏通經絡、祛風除寒、調和氣血的目的，達到養生保健、防治疾病效果的一種外治方法。

　　本法簡單易行，既可求助他人幫忙又可自我操作；既能外病內治，又能外病外治，所以很受大家的歡迎。關於泡腳的方法和需要注意的

細節，在後面的章節會再詳細介紹，這裡就不再贅述。

◆按摩療法

按摩就是對穴位或者反射區的刺激，可以調整臟腑功能，祛除病邪，達到養生保健、治療疾病的作用。刺激的方法有很多，以手法按摩最常用，具有方便、安全、有效等特點。

足部按摩，簡單易行，效果也非常好，所以深受很多人的喜歡，其實只要簡單知道幾種按摩的方法，就能達到健康長壽的目的。足部按摩是傳統按摩的一個分支，二者手法基本是一致的，但足部的狹小限制了某些手法的應用。足部按摩手法以指端、指腹、手掌、手掌大小魚際爲主，要求手法細膩。

◆艾灸療法

艾是一種植物，艾葉陰乾或曬乾後，經過加工，可製成細軟的艾絨供臨床使用，能溫經通絡、驅寒除濕，利膽平喘等。艾灸法就是點燃艾絨（或摻入其他藥物）置於或接近於體表的穴位，借助艾火的溫熱性刺激與藥力，透過皮膚肌肉、激發經氣，溫通氣血，疏通經絡，調理臟腑，平衡陰陽，達到祛病保健的目的。

《本草綱目》記載「艾葉能治百病」，醫學研究表明，艾灸可以增強機體的防護及抗病能力，能促進血液循環。

◆敷藥療法

敷藥法就是將一定劑型的藥物外敷於反射區或者穴位處，透過皮膚吸收、經絡聯繫、神經反射等途徑以疏通經絡、調整臟腑功能，達到防病治病的目的。

操作方法是先根據病情確定敷藥組成，再將配方加工成一定的劑型，最常用、最方便的劑型是散劑，就是將配方研成細粉，使用的時

候用開水、酒、醋、麻油、蛋清或者凡士林等調成濕潤適度的糊狀物外敷於局部，再用紗布或敷料固定，每次敷貼 1 ～ 2 天，晚上敷藥，次晨取下。

要注意的是，如果你的局部皮膚有皮疹、潰瘍、糜爛等情況，請不要使用這種方法，如果懷孕了禁止用「合谷」、「三陰交」等穴位敷藥。為了提高藥物的吸收，你還可以加入一些配料，如冰片、白酒、陳醋、薑汁、蒜汁等。

🦶 朗朗上口的足療口訣是你隨身的「好法寶」

腳上的穴位和反射區很多，找起來或者弄清楚有什麼功效著實讓人頭痛，下面這兩個口訣可以幫助大家輕鬆記住它們的位置和具體功效。

口訣 ❶

拇趾頭，多揉揉，失眠頭痛不用愁。

頭部的反射區如大腦、小腦、垂體、三叉神經都在拇趾頭，多揉按不僅可以治療失眠頭痛而且對改善腦的機能和內分泌機能有很好的作用。

二三趾間是眼睛、四五趾間是耳朵，左腳管右右管左。

眼反射區在二三趾根部，耳朵的反射區在四五趾根部，但左右交叉，左腳管右眼、右耳，右腳管左眼、左耳。

肺部一橫線，氣管一豎線，消炎止喘腎上腺。

肺反射區是一條橫帶區域，支氣管從橫帶中部延伸到第三趾呈一

豎帶，兩者的交點略往腳跟方向是腎上腺反射區，對治喘消炎有重要作用。

消化三點成一線，胃腸一刮一大片。

胃、胰、十二指腸三個反射區連成一線，居腳掌中部的內側。整個腳掌中部為大小腸和腹腔神經叢。對消化系統保健時，可用手輕握拳，以第二指到第五指四個手指的指間關節頂點同時施力在此區域內刮壓數次。

婦科注意三大片，內側子宮外卵巢，足背中央是乳腺。

婦科主要是三個反射區：子宮反射區在內踝後下方，卵巢反射區在外踝後下方，乳腺反射區在足背中央。要經常按摩保健，發現異常可及時到醫院檢查。

如有前列腺肥大，每天按摩內踝下。

內踝後下方是男性前列腺反射區，前列腺肥大等病症可在此按摩保健。

脊椎足弓一條線，從前向後按三遍。

人的脊椎反射區就在足內側稱為足弓的一條線上。如胸椎、腰椎、骨有病變，可沿足弓按摩。

肩、肘、膝關在外沿，每處按摩用拳尖；坐骨神經痛，刮按後跟得輕鬆。

腳外側沿從前到後有肩、肘、膝等反射區。坐骨神經痛可刮按在腳跟後沿的尾骨反射區。

抗癌生力軍，脾臟加胸腺；加強淋巴腺，少吃消炎片。

脾與淋巴腺反射區有增強機體抵抗力、消炎抗癌作用，需經常按摩。

口訣 ❷

全身一體足爲根，按摩祛病又強身。
飯前飯後一小時，不宜按摩巧記心。

術前中藥把腳泡，事半功倍增療效。
術中術後須喝水，既排毒素又利尿。

施術先擦按摩油，選區準確用力均。
檢查心臟要注意，先輕後重手法細。

腎臟刮過輸尿管，膀胱區上再點按。
多多按腎上腺區，止喘脫敏又消炎。

大拇趾代表頭區，沒事注意多揉揉，
頭痛失眠不用愁，神經衰弱也無憂。

二三四趾多用功，目又明來耳又聰。
腳心包著一大片，消化系統在中間。

腳掌向外多刮按，肺氣順暢二便通。
婦科注意三大片，內宮外巢不可亂。

沿著足弓內側揉，肩頸腰痠不用愁。
足背中央是乳腺，乳腺增生有痛點。

腳後跟是生殖腺，既能美容又安眠。
前列腺若變肥大，每天按摩內踝下。

坐骨神經痛難忍，刮按跟邊得輕鬆。
按摩胸腺加脾臟，抗癌祛病沒商量。

點按頸項和胸腺，調整血壓又安眠。
堅持每天做一次，身心健康樂陶然。

第4章 養生只需去惡寒：
寒從腳下起，養腳先暖腳

如何認識「寒從腳下起，腳涼是大病」

「血液循環好不好，先問手和腳」，這是因為血液循環好不好首先會透過手和腳反映出來。血是有溫度和營養的，一旦人體的循環不暢或功能降低，手和腳就會變得冰涼。一般情況下，腳涼會有兩種原因：一是當人體內的陽氣不足的時候，不能推動氣血周身正常循環，故而出現腳涼。二是當人體受寒的時候，血液就會「凝固」，由於血液循環不暢，必然出現腳涼。腳涼不要以為是小事，其實它會引發多種疾病，很多婦科病都是因為腳涼導致的，如果糖尿病患者出現腳涼，那離人生的終點也不遠了。

什麼樣的人容易腳涼呢？

◆ 體型太瘦小的女孩

體型較瘦、虛寒體質的女孩最容易出現手腳冰涼的情形，因為這類型的人末梢血液循環較差，容易使體溫調節的機制紊亂，而腳冰冷正是自律神經功能調節不順暢、血管變細所引起。而且腳趾、膝蓋、

肩膀和手指等部位，屬於運動較多的關節區，脂肪、血管相對較少，熱量容易散失。

◆血糖太低或低血壓的人

食物是身體很重要的熱量來源，如果你減肥過度、餓過了頭，血糖太低時，都會有腳冰冷的現象。而低血壓時，血液循環也會不佳，疲勞、身體衰弱時，血壓容易降低，就會手腳冰冷。

◆壓力過大的人

壓力過大的時候，或者心情特別緊張的時候，都會出現腳發冷發抖的情況，只要過了那段緊張時期，手腳就會慢慢恢復溫暖。

◆天氣寒冷狀況下的人或長時間待在冷氣房裡的人

這樣的環境會讓血流量減少、血行速度減緩，而讓腳冰冷。

如果你腳冰涼的頻率比較高，那首先就要考慮保暖，特別要注意腿、腳的保暖，正如俗話所說「寒從腳下起」，如果下肢保暖做得好，全身都會覺得暖和。另外可以適當做些按摩、揉搓腳部的運動，以促進血液循環。同時還可以進行一些食療，多吃一些含熱量較高的食品，如牛羊肉、辣椒、蔥、蒜等食品。

至理名言：「雙腳宜保暖，防寒人康健」

腳特別容易受寒，這是因為腳是陰氣最重的地方，陽經的末尾已經是陽氣最弱的了，又是陰經的開頭，是陰氣最強的，所以說腳部比其他部位更容易受寒。本身陰氣就重，若是受到外部寒氣侵襲，就會使腳部的血液淤積，導致循環不暢，引起感冒、發燒等健康問題。這

可以用現代醫學來解釋：腳掌遠離心臟，血液供應少，表面脂肪薄，保溫力差，且與上呼吸道——尤其是鼻腔黏膜有密切的神經聯繫，所以腳掌一旦受寒，就可引起上呼吸道局部體溫下降和抵抗力減弱，感染感冒等多種疾病。

　　所以我們在冬天一定要穿棉鞋，夏天也不要因為熱就在室內赤著足。有些小朋友喜歡光著腳屋裡屋外跑，其實這樣對孩子的身體不好，做父母的一定不要讓孩子的腳部受寒。還有不要用冷水洗腳，腳底汗腺較為發達，突然用冷水洗腳，會使毛孔驟然關閉，久而久之容易造成排汗機能遲鈍。而腳上的感覺神經末梢在受到冷水刺激後，會導致血管舒張功能失調，誘發肢端的動脈痙攣、關節炎和風濕病等。所以建議夏天洗腳最好還是用熱水。下雨時不要光腳淌水，如被雨水弄濕，回家後應及時用熱水沖洗。

　　在這裡要提醒各位的是，冬季除了要注意腳部的保暖之外，還要注意身體背部的保暖。因為背為陽中之陽，是足太陽膀胱經和督脈循行的部位，督脈總督一身陽氣，太陽經主一身之表，風寒之邪侵襲人體，太陽經首當其衝。如果背部保暖不好，風寒之邪極易透過背部侵入人體，損傷陽氣而致病，或使舊病復發、加重。特別是對於那些患有過敏性鼻炎、慢性支氣管炎、哮喘、胃潰瘍和心血管疾病的人來說，暖背尤其重要。

讓冰涼的腳迅速回暖的絕妙小方法

　　在這裡要教大家如何讓冰涼的腳迅速回暖，下面這六種小方法，非常簡單實用，效果也不錯，不妨試試。

❶ **原地踏步法**：做原地踏步動作，腳落地時稍用力，只需 5 ～ 10 分鐘，雙腳就會暖和。

❷ **慢跑法**：在空曠處慢跑 5 ～ 10 分鐘，跑時留意腳踏地的感覺，雙腳即可溫暖。

❸ **跳繩法**：在室外稍微空曠的地方，跳繩 2 ～ 5 分鐘，雙腳或單腳輪換跳都可以。這是年輕人——特別是女生最適合的暖足方法。

❹ **按摩法**：脫去鞋襪，蜷坐在床上，兩腳掌相對，用雙手摩搓腳背以及小腿；然後再搓腳心，到溫熱爲止。睡前按摩腳部，更能改善血液循環，達到安神鎮靜、促進睡眠的功用。

❺ **浴足法**：溫水泡腳，邊浴足邊揉搓按摩；也可以在熱水中加少量食鹽溶化，既能消炎又能暖足。

❻ **舉腿法**：仰臥床上，雙手置於身體兩側，將兩條腿緩緩舉起，垂直於身體，稍作停留後，再緩緩放下。如此重復數次，不僅可以暖足，還可減肥。

上面這六種簡單易行的小方法看似簡單，功效可不能忽視，如果在寒冷的多天，腳感覺涼涼的，不妨試試這些方法。如果在外面等公車，最合適的就是第一種方法。不管選擇哪種方法，只要適合自己的就可以了。

🦶 「暖腳操」——簡單有效不花錢的保健法

健康的雙足不僅讓你肌膚美，也讓你精力充沛。雖然在多天的大部分時間，我們整個腳部都是在鞋子的包裹下度過的，但這並不能防

止乾燥的空氣令我們的雙腳出現裂紋甚至蛻皮的現象，而且腳底彷彿結了冰，總也暖和不過來。那麼，不如趕緊在家做一下以下三種的「暖腳操」來呵護雙足吧！

❶ 最好脫掉鞋子，坐在椅子上，上身挺直，兩腿並攏向前伸；腳背繃直（像芭蕾舞者那樣）直到有點累；然後雙腳踝關節向內轉動最大限度；轉十次，再雙腳腳趾向身體方向勾起，直到有點痠痛為止，然後雙腳踝關節向外轉動至最大限度；轉十次左右，雙腳恢復常規並攏狀態，再一起順時針轉動。

❷ 另外，也可以對腳進行簡單按摩，如把兩個腳心相向置於床上，左手搓右腳心，右手搓左腳心；也可用中指或食指端由腳心向腳趾方向做按摩，每次一百～兩百次，以按摩部位發熱為度，兩腳輪流進行；還可用手掌反復搓腳心十五分鐘。

❸ 還可以將整個腳掌像擰毛巾一般，用雙手用力扭轉，每扭十五秒休息一下，反覆扭轉六次，刺激末梢循環。或者也可以利用腳趾頭將地上的布夾起來，持續練習十次，身體就會從腳開始慢慢暖起來。

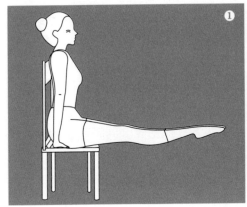
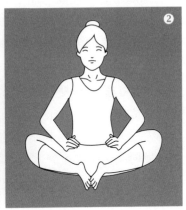

養生正負極：動腿制「凍」效果特別好

冬天，人們戶外活動減少了，人也變懶了，手腳也時常是冰涼的。要想保暖，除了多穿衣服外，多動腿是最好的制「凍」方式。多動腿可以促進血液循環，增強心肺功能，讓血液流動到身體的末端，是最好的保暖運動。

❶ 跑步

跑步可增強心血管和呼吸系統的機能，促進肌肉、神經的健康，提高機體的抗病能力。冬季氣溫較低，持續小步伐地跑步可刺激機體保護性反應，促進血液循環，增加腦部血液流量，調節大腦體溫中樞的功能。室外跑步時，把舌頭抵在上牙的裡端，防止冷空氣進入體內；跑步時用鼻子吸氣，嘴呼氣，正確的呼吸方法是兩步一呼兩步一吸；盡可能選擇較軟有彈性的路面跑步，能防止外傷和減少跑步對關節、骨骼的衝擊。

❷ 做操

高衝擊的有氧操，即雙腳同時離地的跳躍，能更好地鍛煉心肺功能，加快血液循環。做操時的防震很重要，最好選擇多功能運動鞋，即鞋子的前掌和後掌都有氣墊，以減緩上下跳躍時對關節的衝擊。

❸ 跳繩

手臂的擺動、雙腿的跳躍，讓四肢充分運動，是促進血液循環的理想運動，特別適宜在氣溫較低的季節做熱身運動。蹦跳中腳落地時，應腳掌著地，而不是腳跟著地；肥胖者宜採用雙腳同時起落的方式跳繩。同時，上躍也不要太高，以免關節受傷。

其實在冬天，只要讓自己動起來就可以暖身暖腳，如果覺得特別

冷，不妨出去跑跑步，一定能溫暖全身，甚至出汗，而達到排毒的功用。所以不要懶得動，越不動，越蜷縮，人越會冷，冬天制「凍」的最好辦法就是動起來。

在這裡提醒各位，有人以為運動到大汗淋漓才是最好的，於是就不停地進行劇烈運動，其實這是不對的。鍛煉時運動量應由小到大，逐漸增加，尤其是跑步。不宜驟然間劇烈長跑，必須有一段時間小跑，活動肢體和關節，待身體適應後再加大運動量。透過鍛煉，感到全身有勁，輕鬆舒暢，精神旺盛，體力和腦力功能增強，食欲、睡眠品質俱佳，即可證明這段時間運動是恰當的。

鍛煉結束後，要及時擦乾汗液，若內衣已潮濕，應儘快回到室內換上乾衣服。對於堅持冬季長跑的人，要特別注意雨雪，防止滑倒。天氣狀況不佳時，可在室內、陽臺或屋簷下原地跑步。

吃對食物好驅寒：飲食療法對抗手腳冰涼

很多人一到冬天就會手腳冰涼，這主要是因為自然界的溫度降低，陽氣不足，而人體自身的陽氣也會不足，身體出現陽虛的表現。

這樣的情況一般多發生於女性，特別是中年以上的女性較常見，而腦力勞動者要比體力勞動者更易出現手腳冰涼的狀況，在身體健康的年輕男性身上則很少出現。如何改善這種狀況呢？其實食物就可以幫忙驅寒。

羊肉：羊肉性溫、味甘，熱量比較高，且具有豐富的營養，是祛寒和進補的佳品。手腳易冰涼的人最好適量多攝取。

辣椒：辣椒能祛寒、殺蟲、增強食欲，且能使面容紅潤，尤其適宜冬季食用，能防止因潮濕引起的關節痛和胃虛寒症。

核桃：核桃仁富含不飽和脂肪酸，能有效降低膽固醇、防止動脈硬化和高血壓。冬季經常食用可袪寒保暖，不妨多攝取。

芝麻、花生：富含維生素 E 和多種營養，維生素 E 有擴張血管的功用，可以促進肢體末梢的血液循環，常食用這兩種食物能加強神經對抗寒冷的能力。

蓮子：蓮子是冬令進補佳品，有益氣、補虛和安神等功效。所以凡是有心悸、體虛、失眠、多尿、遺精等症狀的人最好多吃一些蓮子，另外，婦女若白帶過多，常吃蓮子可達到很好的調補功用。

鯽魚：冬季是吃鯽魚的最好季節，有滋補功用，民諺有「冬鯽夏鯉」之說。鯽魚可以燉湯，滋味鮮美。

下面為大家介紹幾個保暖驅寒的食譜，閒暇時不妨動手試試，不但能享用佳餚，還有養生保健的功效。

🍲 紅棗枸杞羊肉湯

材料：羊肉、紅棗、枸杞、蔥、薑、八角。

做法：紅棗和枸杞洗淨備用。羊肉切塊，川燙備用。鍋內加水，放入羊肉，蔥薑八角同煮。煮半熟時，加入紅棗、枸杞和鹽，煮到熟透即可。如果不喜歡羊肉的膻味，可以與紅棗同時加入陳皮一兩片，即可減輕膻味。

🍲 薑絲爆羊肉

材料：羊肉、生薑、花椒、八角、鹽、味精、麻油。

做法：羊肉切薄片，生薑切細絲，鍋內加油少許，開大火。待油滾，加入花椒、八角爆香，入薑絲略炒，加入羊肉片翻炒，加入鹽、味精，起鍋時淋上麻油即可盛盤。

> **🍲 牛奶鯽魚湯**
>
> **材料**：鯽魚一條，胡椒粒五顆，牛奶二十克，薑十克，蔥十克，鹽適量，雞精適量。
>
> **做法**：鯽魚清除內臟、洗淨，放至三分熱的油中過油以去腥；加入適量水和調味料，用小火清燉四十分鐘；起鍋時加入少許牛奶，能使湯變得白皙濃稠，口感更佳。

　　冬三月，忌吃或少吃性寒涼的食物，如蚌肉、螃蟹、田螺、綠豆、綠豆粉、綠豆芽、生藕、生冷瓜果、柿子、香蕉、冰啤酒、冷茶、金銀花、薄荷、白菊花、西洋參、沙參、決明子等。

👣 中藥泡腳，讓我們的腳底溫暖起來

　　要改善手腳冰涼，可以試試中藥泡腳，效果也很好。中藥泡腳是中醫足療法之一，是重要的外治法。這種療法，至今已有千餘年的歷史。用熱水泡腳，可改善血液循環、驅寒取暖，再加上中藥可透過皮膚吸收，藥效直達五臟六腑，祛毒驅濕，功效倍增。

　　現在為各位介紹的中藥是「紅花」和「艾葉」，用這兩種中藥泡腳有很好的驅寒保健功用，既溫暖全身，還對睡眠有益。這些材料在中藥房裡很容易買到，價格也很實惠。紅花有活血化瘀、促進血液循環的功效，艾葉有抗菌、抗敏和增強免疫等功能。另外，艾葉屬於涼性的草藥，可以用來祛除腳氣和腳癬。

　　紅花艾葉泡腳法的具體做法是先把五十克左右的紅花和艾葉放入紗布袋包好並捆緊，放到鍋裡加水，用大火煮開，轉小火煮五～十分

鐘，取汁即可。將藥汁倒在溫度在四十度～五十度的熱水裡，然後泡上半個小時就可以了。一次熬製的藥汁可以泡二～三天，用容器裝好，不必天天更換。

也可以根據自己的身體狀況，在紅花艾葉水裡適當再加點中藥，對疾病的防治有很好的輔助功用。患有高血壓的人，可以在泡腳水裡加點有降壓功效的中草藥，如夏枯草、鈎藤；痛經的女性，或者腳乾、皮膚乾燥的人，用點具有活血化淤功用的白芍、當歸、益母草等，很有助益。同時，還可以視需要多加些伸筋草、蘇木、澤蘭、黃芩等，這些藥材具有解乏、活血的功效。

除了紅花艾葉能祛除手腳冰涼外，還可以用芥末泡腳。方法是將芥末放入鍋內煎煮，煮開後倒入已盛有四十度左右的熱水臉盆中，泡腳三十分鐘左右，每天一～二次。這個方法能加強足部血液循環，改善足部寒冷的問題。

🦶 祛寒、搓腳心——孩子告別鼻涕蟲的速效法

君君是個乖孩子，一向很聽父母的話。但是有一天，任媽媽怎麼哄勸，君君就是不肯去上學。後來在父母的誘導下，君君講出了原因。原來今年上小學二年級的君君，因為流鼻涕，同學們給他送了個外號「鼻涕蟲」。「我經常擦，但還是老往下流。」君君覺得很丟臉，所以不肯上學。

小孩子的鼻腔黏膜血管較成人豐富，分泌物也較多，加上神經系統對鼻黏膜分泌及纖毛運動的調節功能尚未健全，小孩又不善於自己擤鼻涕，因而經常流鼻水，這是一種正常的生理現象，不必擔心。但

是如果孩子終日掛著兩行鼻涕，那就需要注意了。

　　孩子經常流鼻水，是因為孩子體內寒重、氣虛，家長除了注意不讓孩子受涼外，飲食上也要給孩子戒掉寒涼之物，讓孩子多吃性溫平的食物。

　　孩子流濃鼻涕多數是在流鼻水後出現的，這一般是由於孩子受涼引起流鼻水後，沒有及時驅寒，或又吃了一些上火的食物——如洋芋片等油炸類點心，導致體內有寒又有熱，才會出現流濃鼻涕的現象。

　　如果孩子流濃鼻涕，父母可在孩子臨睡前給孩子搓腳心五十下，然後搓背部和兩手的魚際穴，直到微微發熱為止。

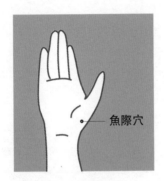

魚際穴

　　如果孩子總是反反覆覆地流濃鼻涕，表示孩子肺熱，按摩時父母應向手掌方向直推孩子的腎經。

　　總之，對孩子流鼻涕，應針對不同情況採取相應的辦法。平常加強耐寒鍛煉，多讓孩子到室外活動，保持空氣清新，攝取適當的營養，都有助於防止孩子流鼻涕。

第5章 │ 泡腳養好「根」：
屢試不爽的千古良方

🦶 泡腳就長壽──前人用實例告訴我們的養生原理

清朝乾隆皇帝奉行「十常四勿」的養生之道，讓他活到八十九歲，也同時成為清朝最長壽的皇帝，其中非常重要的一條就是「腳常洗」。

近代北京四大名醫施今墨先生，常年用花椒水泡腳並按摩腳底的湧泉穴，最終活到八十八歲高齡。

民國名人孔祥熙活到八十七歲，在當時也算是高齡了，這與他每天晚上睡覺前泡熱水腳不無關係。

泡腳從古至今是許多名人養生保健的必修課，同時也讓他們能夠健康長壽。其實在我們的身邊，這樣的例子比比皆是。

有個九十多歲的老人，雖然已是耄耋之年，但是依然耳聰目明、思維清晰。老人何以年邁卻體健？據說這位老人除了保持良好的心態以及均衡的飲食外，三十餘年堅持泡腳，也是一個非常重要的原因。

為什麼泡腳有如此之神效呢？中國有個說法叫做「熱水泡腳，賽吃人參」。傳統中醫也早有「一年四季沐足：春天洗腳，開陽固脫；

夏天洗腳，暑理可祛；秋天洗腳，肺潤腸濡；冬天洗腳，丹田濕灼」的記載。現代科學證明，人的雙腳上存在著與各臟腑相對應的反射區，當用溫水泡腳時，可以刺激這些反射區，促進人體血液循環，調理內分泌系統，增強人體器官機能，取得防病治病的保健效果。在熱水的功用下，腳部血液循環加快，毛孔擴張，為吐故納新做好準備。

腳心集中了與身體所有器官相關的經絡穴位，按摩腳心，可促使腎上腺分泌更多的激素，加速人體新陳代謝。睡前熱水洗腳，使雙足溫暖，是一種很好的按摩，能刺激穴位、舒經活絡。人的雙腳密布著豐富的毛細血管、淋巴血管和神經末梢，用熱水洗浴雙腳，可使毛細血管擴張循環改善，有助人體解除疲勞，進而促進新陳代謝，增強臟腑的功能，防治雜病、延年益壽。

古書《瑣碎錄》中稱：「足是人之底，一夜一次洗。」蘇東坡有句詩說：「主人勸我洗足眠，倒床不復聞鐘鼓。」它們都闡明了睡前足浴利於養生的道理。人上了年紀，想讓身體好，就要堅持科學的養生方法，其中最簡單有效的泡腳法，不妨試試。

時間裡的養生密碼——什麼時間泡腳，每次泡腳多長時間

泡腳也是要講究時間觀念的，比如什麼時候泡腳，泡腳多長的時間的保健功能最好，都是要講究科學的，接下來，我們就為大家一一介紹。

◆ 什時間泡腳最好

泡腳的時間最好選擇在睡前，或是飯後一個小時，這樣可以避免因血液下流而影響腸胃對食物的消化。但如果是經常失眠的人，睡前泡腳可能會越泡越有精神，所以最好改在上午或下午泡更適宜。

◆ 每次泡腳最好多久

泡腳雖然是好事，但是也不能泡得時間太長，一般在 20～30 分鐘即可，最好不要超過半個小時。這是因為在泡腳過程中，由於人體血液循環加快，心跳也比平常快，如果時間太長，容易增加心臟負擔。另外，由於更多的血液會湧向下肢，體質虛弱者容易因腦部供血不足而感到頭暈，嚴重者甚至會發生昏厥。其中，心腦血管疾病患者、老年人應格外注意，如果有胸悶、頭暈的感覺，應暫時停止泡腳，馬上躺下休息。

◆ 什麼時候可以縮短一點時間、什麼時候可以延長一點時間呢？

如果喜歡出汗，可以延長泡腳的時間，如果不喜歡出汗就可以縮短泡腳的時間。

如果是在夏天，天氣很熱，這時候就可以縮短泡腳的時間，相反，如果是在冬天，天氣很冷，這時候就可以延長泡腳的時間。

如果你的身體比較虛弱或者病情比較嚴重，開始的時候泡腳時間應該短些，以後慢慢可以加長時間。

如果你已受風寒、有風濕病、陽虛腳涼腿涼或者全身發涼和怕涼，可以延長泡腳的時間。

在這裡提醒老年朋友，注意泡腳的時間也不宜過長，時間長了容易心跳加快，甚至眩暈。

🦶 掌握方法最重要——
水溫、水量各多少，泡到什麼程度最合適

泡腳是要講究方法的，這樣才能達到養生保健的最大功效，比如

水溫、水量最好是多少，泡到什麼時候就好，很多人都不太清楚，底下就為大家介紹一些泡腳要注意的問題。

◆ 水溫、水量各多少

泡腳的水溫最好在 37 ～ 42 度之間，這是泡腳的最佳溫度，這種水溫具有促進血液循環和淋巴循環、緩解血管痙攣、靈活肢體動作、消除皮膚緊張和舒緩神經等功用，並有鎮痛和促進新陳代謝的功效，也是藥物透過皮膚吸收的最佳溫度。判斷水溫，憑自己的感覺就能做到：腳伸進水中，有微微發燙的感覺，這時的水溫就差不多了，泡腳的過程中要保持這個水溫，當水溫有些降低的時候，可以再加入熱水。

泡腳溫度不宜太高，這是因為如果水溫太高會導致雙腳的血管過度擴張，進而引起心、腦等重要器官供血不足；其次，水溫太高容易破壞足部皮膚表面的皮脂膜，使角質層乾燥甚至皸裂。因此，熱水泡腳以水溫 40 度左右為宜。

老年人——尤其是心腦血管病患泡腳時，不妨用一個小水桶，或者高一點的水盆，這樣可以淹沒小腿肚，對促進血液循環效果更好。有人說腳底是人體的第二個心臟，其實小腿肚也是「人體的第二心臟」。

◆ 泡到什麼程度最合適

泡腳到什麼程度最合適呢？其實自己也判斷得出來：如果身體開始微微發熱、出汗，全身感到溫暖舒適，就表示泡腳已經有成效了。

如果白天受了寒，那就一定要泡到額頭微微出汗為止。總之，泡到全身舒服，暖和了就可以停止。

🦶 錦上添花——泡腳效果事半功倍的三個小竅門

要想泡腳達到更好的養生保健功效，這裡提供三個要謹記的小竅門，平常泡腳時注意一下，就能達到事半功倍的效果：

◆ 泡腳後要擦乾

泡完腳後一定要記得擦乾腳上的水分，別讓水分蒸發帶走體內的熱量。

在用毛巾擦腳的時候最好來回搓腳底，直到腳心發熱為止，兩腳交換進行，這樣能強壯五臟六腑、補虛強身。

◆ 保持水溫的小竅門

保持水溫，可以準備一個熱水瓶，水溫下降的時候，就適當添加一點熱水；加熱水的時候注要不要燙到腳。另外也可以在水中加入一小勺鹽或者胡椒粉，都能減緩水溫的降低。

◆ 使用吹風機

想要簡簡單單就暖和起來，可以用吹風機的暖風，集中吹向足底，注意靠得太近容易燙傷，要離腳底遠一點。為了防止因吹風機吹得皮膚乾燥，可以用毛巾包裹住腳，再吹暖風。

上面幾個小竅門方法雖然簡單，但是功效可不小，能讓泡腳的效果錦上添花，所以在泡腳時不妨試試。

🦶 隨處可用的祖傳秘方—泡腳需要什麼「佐料」

熱水泡腳，加點中藥對身體的好處更是錦上添花，但除了去外面

專程做足療，很少有人在家裡自製足療液。其實方法很簡單：根據自己的情況，在泡腳水裡加點中藥。

這些中藥家裡面常見，小藥店也會賣，如生薑、花椒、鹽、醋、艾葉、當歸、蘇木等。

如果有風寒感冒的症狀，可以在泡腳水中放些生薑；如果有心腦血管方面的疾病，可以在泡腳水中加些紅花，有利於血液循環；如果有哮喘、咳嗽方面的症狀，可以在泡腳水中放些艾葉；經常整夜睡不暖的女性可以在洗腳時，在水中放乾樟腦，樟腦會很快在熱水中融化，泡後腳會發熱，對改善腳部的冰冷很有效；如果腳上的皮膚乾燥，可以試試用桃仁、杏仁、冬瓜仁、薏苡仁熬製的藥水兌入熱水裡洗腳；如果血壓比較高，可以將菊花、枸杞子、桑葉枝或者丹參等與冰片一起煎藥泡腳。

這些材料在中藥房很容易買到，而且價格實惠，熬製時先用大火煮開，再轉小火煮 5 ～ 10 分鐘，取汁即可。這些藥水不用每次現熬現用，可以一次多備製一些，用容器裝好，每天洗腳時倒進水中即可。

下面為大家介紹幾種家庭常見的浴足液：

薄荷浴液

材料：鮮薄荷葉或乾薄荷葉。

方法：將薄荷葉加入適量的開水中，稍煎片刻。容器應該加蓋密閉，取汁液，待溫度適宜後泡腳。

功效：除臭止癢，疏風散熱，促進血液循環，適用於體力勞動者或者雙腳疲勞的人。

茶浴液

材料：泡好的茶水。

方法：將沖泡的茶倒入浴水中即可。

功效：雙腳會散發出淡淡的清香，並有護膚的功效，可使腳部的皮膚變得光滑細膩。

蘆薈浴液

材料：鮮蘆薈葉或乾蘆薈葉。

方法：將蘆薈葉切成小塊，加入適量的水，煎取汁液，然後用水稀釋後泡腳。

功效：殺菌消炎、解毒消腫，促進血液循環，對於皮膚粗糙、皸裂、神經痛、風濕病、腰痛等都有很好的療效。

乾蘿蔔葉浴液

材料：乾蘿蔔葉。

方法：將乾蘿蔔葉裝入布袋，加入適量的水，煎取汁液，待溫度適宜後泡腳。

功效：對治療風濕、關節炎、神經痛、氣滯血淤等各種血液循環障礙有獨特功效。

當歸乾薑浴液

材料：乾薑、黨參、當歸各 50 克，附子 15 克，吳茱萸 25 克。

方法：將以上材料加入適量水，煎取汁液，待溫度適宜後泡腳。

功效：行氣活血，暖身驅寒。

> ### 🌿 荊芥防風浴液
>
> **材料**：羌活、獨活、防風、荊芥各 50 克，紫蘇葉 25 克。
>
> **方法**：將以上材料加入適量水，煎取汁液，待溫度適宜後泡腳。
>
> **功效**：辛溫解表，祛風防感冒。

　　上面講的都是泡腳，那麼泡手可以不可以呢？當然可以了，如果沒有腳氣，可以把手放進去與腳一起泡，也可以單獨泡手。

　　在這裡要提醒各位，中藥泡腳最好用木盆或塘瓷盆。許多患有足跟痛、失眠、高血壓病的患者，常用中藥泡腳來輔助治療。但切記不要用銅盆等金屬盆，因為此類盆中的化學成分不穩定，容易與中藥中的一些成分發生反應，生成有害物質，使藥物的療效大打折扣。

👣 尋找泡腳時最好的「夥伴」——鵝卵石

　　泡腳的方式各式各樣，即使最簡單的泡腳，泡腳盆裡什麼都不放，對身體也是好的，但是要想達到極佳的療效，最好講究一點，給腳找一個好夥伴。

　　泡腳的時候，可以在泡腳桶中放一些鵝卵石，一邊泡腳一邊踩踏石頭，高低不平的石頭表面可以刺激腳底的穴位（湧泉、然谷、太谿等）或腳底反射區，達到類似腳底按摩和針刺穴位的功用，進而提高足浴的效果，促進人體脈絡貫通，達到交通心腎、疏肝理氣、健脾益氣、寧心安神的功效，有效地改善睡眠品質。所以，從某種程度上說，在泡腳盆裡加入鵝卵石，可達到「針」與「灸」雙效合一的功用，比起單純用熱水泡腳效果要好很多。

　　但這只能限於健康的年輕人，因為老人或病人大都血液虧損，在熱力的功用下按摩，很容易引血向下，出現不適的症狀，如頭暈、心慌等，所以老人或病人在泡腳的時候可以進行頭部和雙臂的按摩，將血往上引，這樣就能改善心腦供血。

　　腳部皮膚觸覺不夠敏感的人，使用鵝卵石揉搓雙腳時要注意力度和水溫，以免擦破或燙傷皮膚。腳部有損傷（包括關節脹痛、拉傷、扭傷等）、發炎還未痊癒的人，不宜進行鵝卵石熱水泡腳。泡腳用的鵝卵石並沒有什麼特別的要求，選擇圓滑、大小相近的為佳。目前建材裝飾市場上都能買到。

　　頸椎不好的人，泡腳的同時將雙手一起泡，對治療頸椎病有很好的療效。當泡到身體發熱的時候，可以活動一下頸椎、肩膀及腰背等，會感到更輕鬆和舒服，然後再去睡覺，一定能睡得安穩。

泡腳後出現異常狀況該怎麼應急處理

　　有些人泡了腳以後會發生異常的狀況，不用著急，其實這些症狀的加重並不代表病情的加重，反而表示身體正在自我調節，正逐漸將有害於身體的毒素往外排。比如有的肢體往外冒涼氣，其實正是身體的風寒正往外排；有的發癢，其實身體正在往外排毒；有的皮膚起紅點或有紫黑斑出現，說明是淤血正往外散；有的人腿腳腫脹，說明有濕氣正往外排；有的出現疼痛加重，說明經絡沒有徹底泡通，氣血受阻。

　　上面提到的這些狀況，在一般情況下會在一週左右逐漸減輕和消失，個別嚴重的需要做針對性的處理。風邪重的可服些防風通聖丸；腫脹嚴重的吃冬瓜湯、赤小豆、薏米仁煮粥；疼痛的局部可以貼瓷片；紅

腫發熱的服連翹敗毒片、膏、丸均可；淤血重的泡腳前服四片複方丹參片。

　　如果在泡腳過程中，反應比較嚴重，應降水溫，或者減少泡腳的時間。這樣就不會有什麼風險。我們透過泡腳可以把體內的毒素和風寒邪排出體外，氣血活了、經絡通了，循環好了，免疫力也就提高了。正氣足了、病邪退了，症狀也就減輕或消除了，自然會擁有健康和鮮活的生命力量。宋代著名理學家朱熹曾在《觀書有感》一詩中講：「半畝方塘一鑒開，天光雲影共徘徊。問渠哪得清如許？爲有源頭活水來。」這裡說的讀書，其實於人體的道理也一樣，只有氣血通暢地流動起來，生命才有活力。

第6章｜腳部流真金：
每條經絡裡
都有一把健康金鑰匙

足陽明胃經──為身體提供源源不絕氣血的勇士

足陽明胃經是從足部引出的6條經絡中的一條，它從鼻部開始，經面周、頸前、胸腹、下肢外側前至第二腳趾為止。為什麼說胃經是多氣多血的勇士呢？這是因為我們吃的食物都要胃來消化，我們身體需要的所有營養也要靠胃來吸收，所謂脾胃是「後天之本」也正是這個道理。人要活下去靠的就是食物，而脾胃就是負責食物的消化吸收，脾胃不好，人體運轉就會出問題。

人體運轉出現問題，就會出現疲勞、身體倦怠、缺乏元氣等症狀，自然也會影響到人的皮膚，出現皮膚黯淡無光，斑點肆意、皺紋層出不窮等症狀，所以胃經是身體提供源源不斷的氣血之經，也是我們獲得後天營養的主幹道。它上行頭面，令我們臉色紅潤，下行膝足，讓我們健步如飛。啟動這條能量的供給線，讓它時時保持「精力」旺盛，這樣我們就可以永遠抬頭挺胸，神采奕奕了。

我們該如何保養我們的勇士——胃經，以便讓它爲我們的健康和美麗提供完善的服務呢？

◆ 避免長痘痘就少吃寒涼食物

很多人喜歡喝冷飲，尤其在夏天，總是拿著冷飲喝個沒完，其實這樣很容易傷及胃，而導致胃寒。當身體遭遇外來的寒氣侵襲時，出於自保，身體就會自動透過散發熱量來抵禦寒氣，但是這種熱是「燥火」；燥火不停地往外攻，皮膚就成爲它的出口。其實，痘痘就是體內的燥火，而根源在於胃，所以趕走痘痘要胃經下手。平常就要好好保養胃，少吃寒涼食物，多喝點肉湯，都能滋養我們的胃。

◆ 多敲打胃經，美容、去口臭

爲了健康，要敲打胃經；爲了美麗，更要敲打胃經。健康和美麗是相輔相成的，沒有健康的人是不可能美麗的。世上並沒有單純的美容妙方，美容的目的首先是要保持年輕；要保持年輕，就必須身體健康；而要身體健康，自然氣血要充足；要氣血充足，就非得讓胃經通暢不可。

口臭是胃熱引起的，胃熱的人外貌上的共同點就是濃眉，頭髮較黑、粗、硬，上嘴唇往上翹，偏厚，食量大，小便色黃，早晨第一次小便含有泡泡。敲胃經可以祛胃火，敲到小便的顏色恢復淡黃清澈、沒有泡泡就好了。胃的情況得到改善，口臭也就消失了。熬夜的人一般都有口臭，所以一定要在能造血的時間內睡眠。

你可以對整個胃經進行拍拍打打，用十個手指肚敲打臉部，然後用手掌敲打脖頸，再向下一直敲打到腳部。這樣對於美容和去口臭都有很好的功效。

◆ 敲打胃經上面的穴位

胃經上的「足三里」是一個非常重要的穴位，在膝眼下四橫指向外旁開一橫指。它能治療很多病，如果整天肚子都是脹脹的，那就常

揉揉足三里吧。對糖尿病患來說，刺激足三里可以降低血糖。對胃下垂的患者，足三里也有提升之效。另外，肌肉萎縮、痛風、高血脂、醉酒等，都是它的適應症。

　　操作時要記住幾個要點：第一，足三里為強壯穴，能增強體質，所以對所有疾病都會有效；第二，足三里是胃經的「合土穴」，通治一切與腸胃有關的病症。

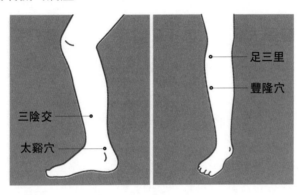

　　值得一提的是「豐隆穴」：此穴療效非常顯著，凡是嗓子有痰咳不出的，點按此穴，當時就會讓喉嚨感到清爽，所以也可以叫它「化痰穴」。此穴在小腿前外側，外踝尖上八寸，脛骨外側二橫指處。豐隆，就是豐滿隆起的意思，所以此穴肉厚而硬，點揉時可用按摩棒，或用食指節重按才行。

足太陽膀胱經——人體最大的排毒通道和防寒屏障

　　足陽明膀胱經起於內眼角，經眼角向頭頸、項後、背腰旁側、骶、下肢外側後至小趾止。

膀胱經是人體最大的排毒通道，同時也是身體抵禦外界風寒的重要屏障。膀胱經是掌管整個身體的排毒通路，無時不在傳輸邪毒，而其他諸如大腸排便、毛孔發汗、腳氣排濕毒、氣管排痰濁，以及涕淚、痘疹、嘔穢等雖也是排毒的途徑，但都是局部分段而行，最後也要並歸膀胱經。

所以，要想驅除體內之毒，膀胱經必須暢通無阻。古人就把膀胱經比喻成人身體的藩籬，說它是抵禦外界風寒的一個天然屏障。而風寒之邪通常從後背侵入人體，膀胱經就是人體在後背的一個大柵欄，能夠防止病魔入侵。只要身體的毒素能及時排除，外寒也不敢侵入人體，身體自然會健康。所以我們需要打通膀胱經──所謂「打通」就是讓更多的氣血流入這條經絡。

如何讓膀胱經為身體服務呢？這就包括如何利用和保養膀胱經兩項要素。

◆ 朝而受業，夕而習複

膀胱經當令的時段是下午三點到五點，即申時。這個時候膀胱經很活躍，它經過腦部，使氣血很容易上輸到腦部，所以這個時候不論是學習還是工作，效率都很好。古語云「朝而授業，夕而習複」即說明了這個時段溫習早晨學過的功課，效果會很好。如果這個時候出現記憶力減退、後腦疼等現象，就是膀胱經出了問題；下面的陽氣上不來，上面的氣血又不夠用，腦力自然不足。也有人會在這個時候小腿疼痛、嗜睡，也都是膀胱經的毛病，是陽虛的相，必須好好處理。

◆ 經常敲打膀胱經

膀胱經很多穴位都在背上手碰不到的部位，即臀部和大腿後側，經常敲打這些部位有利於排出體內濕毒。如果臀部或腿後側很僵硬，可以經常敲打這些部位，敲到它們恢復彈性即可。

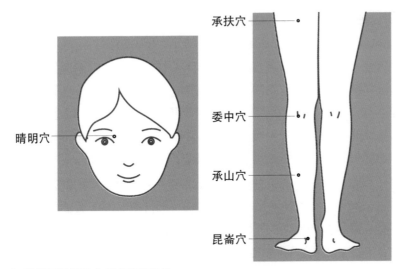

◆ 按揉膀胱經上的重要穴位

　　膀胱經上的幾個穴位對養生保健都有很好的功用：例如「睛明穴」能治打嗝，打嗝時可以用手指用力點揉此穴，使其產生強烈的痠脹感，就能有效抑制打嗝。睛明穴還能緩解眼睛疲勞，所以長時間面對電腦時，如果感覺眼睛乾澀或疲勞，就可以按揉一下睛明穴。睛明穴很好找，位於內眼角稍靠上的凹陷處。

　　「承山穴」也是一個非常重要的穴位，位於小腿的後方正中線上，主要用來治療便秘、痔瘡、腰痛等，尤其對長時間運動而引起的小腿痠痛、抽筋等，效果顯著。

　　膀胱經的「委中穴」是治療腰背痛的要穴，位於膝後窩正中位置，非常好找。「昆崙穴」可以治腰痛、頭痛和足跟痛等。點按昆崙穴有催產之功，所以孕婦禁用，此穴位於腳後跟外踝骨後凹陷中，因為這個穴位很深，所以要把指甲剪平用力按才行。

足少陽膽經──排解憂慮的出口

膽經是人體循行線路最長的一條經脈，它從人的外眼角開始，沿著頭部兩側，順著人體的側面向下，到達腳的小趾和倒數第二個腳趾，幾乎貫穿全身。膽在人體中的重要功用是不可替代的，因為11股臟氣都取決於膽氣的生發；膽氣生發起來，人體狀態才會好。要想更確實地讓膽發揮功用，就要利用好膽經；膽經順暢了，人體才能吸收更多營養。

另一方面，膽具有決策功能。一般來說，人們對事物的判斷和對行動的決心，都是從膽發出來的。膽氣充實，則行事果斷，我們都會有這樣的經歷：當考慮如何做決定的時候會反覆搔頭，其實是膽經在幫助我們做決定。這是因為搔頭的地方正是膽經經過的地方，而搔頭可以刺激膽經活絡，幫助我們決策。

現實生活中，每天都得考慮很多事，為工作、為前途、為家庭，更為情感的糾葛而思慮。如果我們考慮的事情能夠被「決策」，並得以順利貫徹執行，自然會氣血通暢。但是現實總是有太多事情難盡如人意，所以很多時候我們的考慮會積壓在肝，而沒有讓膽去決斷執行，肝膽的通道出現了阻塞，肝膽很多功能都會受到嚴重影響，如供血功能、消化功能和解毒功能。在這種情況下人體就會有罹患各種疾病的可能。

中醫認「百病從氣生」，生氣是非常傷身體的。如果天天抱怨，天天處於不佳的情緒中，將大大消耗人體內的氣血。所以那些精神不良的病症，都該好好去調節肝膽的功能。

那麼如何讓膽發揮它最好的功用呢？下面幾種方法提供大家參考：

◆ 子時膽經當令應睡覺

子時是晚上11點到凌晨1點這段時間，這個時辰是新一天的開始，

人體也開始進入一個新的循環過程，體內陽氣開始生發，陰陽相交。古人非常重視這個時段，通常會在這時靜坐修行以求心腎相交。什麼是心腎相交呢？心在南方，屬火，腎在北方，屬水，心腎相交就是要讓心火向下走去溫腎，腎水向上升騰起來潤心，也就是實現陰陽結合。如果心火一直往上走，腎水一直向下去，心腎之間沒有任何交聯，陰陽相隔，人體就要出問題了。中醫認為人體內部只有陰陽調和才會處於健康狀態。

　　子時睡覺就像午睡一樣重要，都是為了配合身體完成這個心腎相交的過程。此時，應好好睡覺，什麼都不要做，不要打擾這個過程，讓陽氣好好生發。但是現代很多人都無法準時在子時睡覺，忙工作或者是娛樂，總要拖到很晚才睡。從事娛樂的人精神非常興奮可能感覺不太明顯，但熬夜工作的人就會有這樣的感受：晚上 9 點、10 點的時候非常想睡覺，幾乎要熬不下去了，到 11 點多的時候，又精神起來了，有時還會覺得餓，這就是陽氣開始生發了，你的精神其實是在耗費體內的陽氣。所以，一定不要因為這個時候精神還好就繼續熬夜，否則是很傷身體的。

◆ 敲打膽經，讓它更通暢

　　握緊拳頭，稍微用力敲打大腿外側的膽經，每天堅持敲打左右大腿200 下，敲的時候要使自己處於一種放鬆的狀態。由於大腿肌肉和脂肪都比較厚實，所以最好用力一些，以每秒兩下的節奏敲打。

　　因為肝膽是互為表裡的臟腑，所以肝經的濁氣毒素會排泄到膽經，以緩自身的壓力；只有確保膽經的疏通，才能順利地將毒素排泄出去。敲打膽經可增進膽經的氣血流量，管道一疏通，就能及時緩解肝臟的壓力。

足太陰脾經——化掉慢性病的神奇穴位

前面提到過：脾經的循行路線是從大腳趾末端開始，沿大腳趾內側腳背與腳掌的分界線，向上沿內踝前邊，上至小腿內側，然後沿小腿內側骨，與肝經相交，在肝經之前循行，上股內側前邊，進入腹部，再透過腹部與胸部的間隔，夾食管旁，沿舌根散佈舌下。

中醫認為脾有運化的功用，就是吸收食物中的精華物質，轉化為氣血津液，透過心肺輸送至全身各臟腑組織，以供人體生命活動之需。所以食欲旺盛、飲食後胃部與腹部舒適、排泄正常的人，大多面色紅潤，肌理豐滿，表明「脾氣旺盛」，運化功能正常；而食欲不振，經常胃脹腹滿，消化不良者，大多面色枯黃，形體消瘦，軟弱無力，這就屬於「脾氣虛弱」，運化失常。但也有一些人食量並不小，卻面黃肌瘦，也是由於脾的運化功能不正常，水穀不能化生為氣血所致。

另外，脾還有統血的功用，就是統攝、約束血液行於脈內而不外溢。如果脾氣虛弱，失去了約束血的力量，就會出現一些出血病症，如皮膚紫癜、產後出血不止、嘔血、便血、尿血等。治療脾虛引發的出血症狀重點在於補脾氣，中成藥「歸脾丸」就是治療這類出血症的有效藥物。

脾還有一個重要功能就是掌管全身肌肉，如果脾功能正常，肌肉就會發達。有些老年人的眼皮下墜，也表示脾主管肌肉的功能出現了問題。

在中醫理論中，脾的功能非常大，被稱為「後天之本」和「氣血生化之源」。透過健脾，可以迅速充實人體內部的氣血，防病治病儲備能量，疾病就無藏身之地了。那麼如何利用和保養脾呢？

◆ 飲食上要注意的問題

在日常飲食多吃清淡的食物，不暴飲暴食，以減輕脾經的負擔。最益健脾的食物是在粥裡加入山藥、薏米和芡實的「山藥薏米芡實粥」。

◆ 按摩脾經上的穴位，治療各種慢性病

脾經很多的穴位，也都身懷絕技：「隱白穴」可防止流鼻血，對過敏性鼻炎也有輔助療效；「太白穴」可治腹瀉，通便秘；「大都穴」能治療因缺鈣而引起的腰痛，位在足踝側緣，當足大拇趾前下方赤白肉際凹陷處；「三陰交」是生殖病專穴；「血海穴」是治療各種與血有關的疾病，屈膝，在髕骨內上緣 2 寸可找到；「陰陵泉」專祛濕毒，位在小腿內側，當脛骨內側髁後下方凹陷處；「商丘穴」最善消炎，位在在足內踝前下方凹陷處，當舟骨結節於內踝尖連線的中點處。

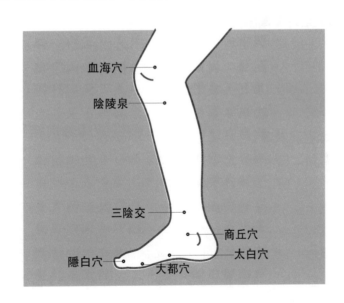

足少陰腎經──啟動先天之本，何懼疾病衰老

腎經的具體循行路線是：由足小趾開始，經足心、內踝、下肢內側後面、腹部，止於胸部。腎經是與人體臟腑器官聯繫最多的一條經脈，健康強大的腎經能激發身體的巨大潛能。腎主藏精，這裡所說的「精」是維持人體生命活動的基本物質。

腎藏精氣有先天、後天之分，先天之精是從父母那裡傳承來的，而後天之精是攝取水穀精氣及臟腑生理活動過程中所化生的精微物質。「先天之精」是人體生長、發育的根本。人身體的先天潛能是用之不竭的，但現實生活中很多人不會用、不去用。所以，如何挖掘先天的潛能，對每個人來說都是重要的。

◆ 敲腎經治好渾濁尿

在人生長發育的過程中，能量、養分、血液都投入五臟運行的工程裡，所以健康人的尿是淡黃清澈的。當人體不能正常利用養分時，才會排出濁尿，這時就要每天敲腎經，也就是敲腿陰面最靠裡面的那條線，對改善渾濁尿有很好的效果。

◆ 打通太谿和湧泉

讓腎強大起來，一定要先補「太谿穴」。當太谿穴氣血備足再打通「湧泉穴」，精力就源源不斷地被激發起來了。

建議大家在揉腎經的時候，最好也把心經揉一揉，因為心腎是相通的，這樣效果會更好。腎經是足少陰腎經，心經是手少陰心經，其實它們是一條經：在胳膊上的叫心經，屬火；在腿上的就是腎經，屬水。

腎虛就是虛火上來了，為了不讓上面的心火太大，最好的辦法就是

讓下面的腎水再多一點，所以這兩條經要同時調節，例如「然谷穴」
可以治療因陰虛火旺而導致的失眠，這個時候同時按揉心經的「山海
穴」可以去心火，上下同治，效果更佳。

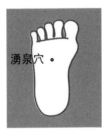
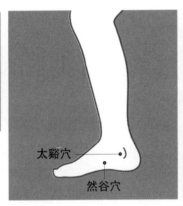
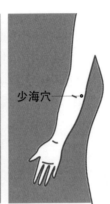

◆ 生活習慣要注意

　　起居有常，在春季應該是「夜臥早起，廣庭于步」，以暢養陽氣；
在夏季應該是「夜臥早起，無厭於日」，以溫養陽氣；在秋季，應該
是「早臥早起，與雞俱興」，以收斂陰氣；在冬季，應該是「早臥晚起，
必待正光」，以護養陰氣。若能做到起居有常，自然精氣盛。腎氣旺，
就能夠達到抗衰老、保健康的目的。

◆ 節制性生活

　　在中醫養生保健理論中，常把保護腎精作為一項基本措施。對此，
前人早有定論：「二十者，四日一泄；三十者，八日一泄；四十者，
十六日一泄；五十者，二十日一泄；六十者，當閉固而勿泄。」意思
是對性事要有節制，既要節而少，又要宜而和。只有做到節欲保精，

才會陰精盈滿，腎氣不傷，精力充沛，有利健康，達到延年益壽的效果。

足厥陰肝經──解毒和儲存養分的大穴

　　肝經起於大腳趾內側的指甲緣，向上到腳踝，然後沿著腿的內側向上，在腎經和脾經中間，繞過生殖器，最後到達肋骨邊緣止。肝屬木，具有解毒和儲藏養分的功用；肝經發生異常時，身體即會呈現各種不適的症狀，如：口渴、噁心、臉色不佳等。

　　如何利用和保養肝經呢？

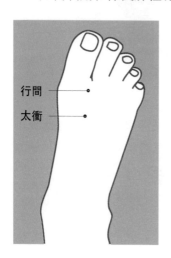

行間
太衝

◆ 丑時要好好睡覺

　　丑時是凌晨 1 點到 3 點這段時間，此時是肝經當令，也就是肝的氣血最旺的時候，這時人體內部陰氣下降，陽氣繼續上升，我們的一切活動也應該配合這個過程，不要違逆。

　　這個時段體內的陽氣比子時更加壯大，但並不會一味地生發上去，此時當令的肝經有主藏血的功能，能起到收斂的功用。因此人在丑時一定要好好休息，才能養護肝血。

◆ 推拿肝經，疏通肝經

　　每天在睡覺前，用手掌根從大腿根部推到膝蓋附近。推的時候可以抹一點凡士林潤滑，推二至三百次。

　　推肝經有什麼好處呢？第一，去肝火，使人脾氣變好，還有助於睡眠；第二，有助於減肥；第三，去除痘痘和口臭——因爲大腿內側的肝經被疏導暢通後，肝臟對血液的排毒功能也大大改善，臉上的痘痘和口臭問題自然也會迎刃而解。

第 7 章 | 腳部穴位顯神奇：
你不可不知的十二大足穴

太衝穴——人體的「排憂解難」穴

「太衝穴」位於足部的背側，大拇趾與第二個腳趾之間的延長線上，距離趾蹼三指寬的位置。按摩「太衝穴」有利於疏肝理氣，緩解易生氣、睡不好、壓力大的煩惱心情。如果一個人生氣了，可以按揉一下這個穴位，心情就能緩和，特別適合煩悶、焦慮、鬱鬱寡歡的人。

太衝穴是肝經的原穴，原穴的含義有發源、原動力的意思，也就是說肝臟所表現的個性和功能都可以從太衝穴找到。

在中醫裡面，肝被比作剛正不阿的將軍，肝臟的陽氣足、火氣大，是不能夠被壓抑的。肝主筋，那些中風後遺症的患者通常都是手腳拘攣—就是俗稱的抽筋—這就證明肝已經受傷了。肝開竅於目，肝血不足眼睛就痠澀，視物不清；肝火太旺，眼睛就脹痛發紅。如果一個

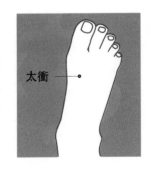
太衝

人整天精神不振，魂不守舍，證明其肝氣虛弱。有的人夜裡經常做噩夢，兩三點便會醒來，再難入睡，這是肝臟鬱結的濁氣在作怪。這些問題，太衝穴都可以解決。

如果因為著急生氣而牙痛，不妨喝點青陳皮煮的水，同時每個小時按壓 5 ～ 10 分鐘太衝穴，並用冥想的方法讓自己的氣從上往下導引，這樣對緩解牙痛有很好的療效。太衝穴還有一個廣為人知的用途就是美白，從中醫的角度講，造成色斑的原因正是由於肝火過盛，經常按摩太衝穴可以達到疏肝降火、祛斑美白的功效。

此外，太衝穴還可以在緊張的時候幫你舒緩壓力、在發燒時幫你發汗、在昏厥時將你喚醒、在抽搐時幫你解痙攣。

按摩太衝穴可治療感冒：感冒初期，有咽痛、流涕、全身不適等徵兆時，先用溫水浸泡雙腳 20 分鐘，然後用大拇趾由湧泉穴向腳後跟內踝下方推按，連續推按 5 分鐘，再用大拇趾由下向上按摩太衝穴，雙腳都按摩，每側按摩 5 分鐘，即刻會感到咽痛減輕，其他症狀也會隨之減輕。

👣 湧泉穴——不可不搓的延年益壽要穴

我們每個人都有多個「長壽穴」，「湧泉穴」就是其中之一。若常按摩這個穴位，便可以身體健康，延年益壽。

湧泉穴位於足底的前三分之一處，屈趾時凹陷處即是。中醫認為：腎是主管人體生長發育和生殖的重要臟器，腎精充足就能發育正常、耳聰目明、思維敏捷。反之，如果腎虛精少，則記憶力減退，腰膝痠軟，性能力低下。因此，經常按摩此穴，有增精益髓、強筋壯骨、補腎壯陽

之功，並能治療如昏厥、頭痛、休克、中暑、偏癱、耳鳴、腎炎、陽痿、遺精等疾病。

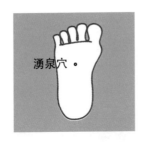

湧泉穴

湧泉穴與人體生命息息相關。湧泉，顧名思義就是水如泉湧。《黃帝內經》中有「腎出於湧泉，湧泉者足心也」之說，意指腎經之氣猶如源泉之水，來源於足下，湧出灌溉四肢各處。因而，按壓湧泉穴對養生保健有著非常重要的功用。據說，詩仙李白就經常按摩湧泉穴來養生，所以他活到 60 多歲，在那個朝代算是高壽了。

湧泉穴的按摩方法是端坐，用手掌來回搓摩湧泉穴及足底部，搓到感覺發燙發熱就可以了，然後再用大拇趾趾肚點按湧泉四五十次，以感覺痠痛即可，兩腳互換。

會經痛的女性，可以取乾薑、吳茱萸各 100 克，共研細末，裝瓶備用。用時取藥末適量，用食醋或黃酒調成稀糊狀，外敷於足底湧泉穴，敷料覆蓋，膠布固定，每天換藥一次，連用 5 ～ 7 天。本法具有散寒、通絡、止痛的功效。治療長期的口腔潰瘍也適用此法。

平常洗完腳後按摩湧泉穴 10 來分鐘，有助提高睡眠品質。在看電視時，也可以在腳底放一個乒乓球，用腳掌踩著來回滾動，一樣能按摩湧泉穴，休閒保健效果兼收。

太谿穴——不愧為人體的一大「補藥」

按摩的時候有個要領：不痛的要把它揉痛，痛的要把它揉得不痛。歸根結底，就是要把氣血引到腳底的湧泉穴去。「太谿穴」是腎經的原穴，原穴能夠激發、調動身體的原動力。所以像每天搓腳心、做金雞獨立、泡腳之類的保健方法，其目的就是為了打通腎經，引火歸源。

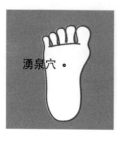
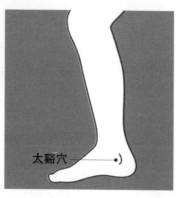

有人經常足跟痛，這就是腎虛。應多揉太谿穴，順著太谿穴把腎經的氣血引過去。只要太谿穴被啟動了，新鮮血液就會把淤血沖散吸收，然後再循環帶走。為什麼會痛？痛就是有淤血停在那裡不動，造成局部不通，不通則痛。把好血引過去沖散淤血，自然就不痛了。揉太谿穴就是幫助沖散淤血。

有人經常咽喉乾，喝水也不見效，唾液不夠，這是腎陰不足。只要揉太谿穴就能補上腎陰。

女性在經期時會經痛，也可以試著搓揉太谿穴。

有人因為尿裡毒素太多導致尿酸過高，每天按揉太谿穴可以把這個病症根除。若是得了腎炎，排不出尿來，按揉太谿穴也會有用。

大腦受了傷，太谿穴也有輔助調養的功用。因為腦髓是腎所主，跟腎經有極大關係，所以要想調養後天受傷的大腦，就要好好的刺激太谿穴。

厭食症也是腎虛造成的，因為腎經的循行路線是從喉嚨直接通著腸胃，所以太溪穴也能治療厭食症。還有像胸悶、哮喘等，太谿穴也都可以治，因為腎經都經過這些病所發的位置。

用太谿穴來治療手腳冰冷也有很好的效果，被此症困擾的人，可以在每天睡覺前刺激此穴，只要持續幾天，手腳就不會再冰涼了。

眾所周知，足三里穴是強身大穴，但如果與太谿穴相比，足三里偏重於補後天，太谿穴偏重於補先天。所以，要補先天之本就得從太谿穴開始。

🦶 隱白穴──大補女人氣血的特效穴位

疲勞是很多病的根源，尤其是女性，如果特別累就容易氣血不足、面色枯黃，甚至陰道出血，或是月經流量過大。這個時候需要大補氣血，否則疾病可能就會上身。

補氣血有幾個方法：第一，要有充足的休息；第二，每晚睡覺前用熱水泡腳，把腳泡到微微發紅，身體發熱、出汗，然後按摩「隱白穴」。隱白穴是足太陰脾經的井穴，在大腳趾外側指甲角處，揉搓的時候要花點力氣。這樣不但能消除疲勞，還能補氣血。

要補氣血也可以按摩「血海穴」。血海穴屬足太陰脾經，血海穴是全身血脈之海，「以內養外，補血養顏」這句話相信很多人都聽過，對於女性來說，無論是健康、美容還是激素的分泌，都離不開氣血的支撐，所以血海穴是女性自我保健的一個非常重要的穴位。

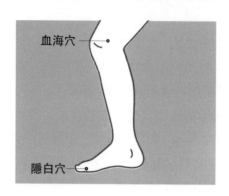

如果想改善氣血不足、皮膚灰暗粗糙的問題，可以按摩血海穴，屈膝時用掌心蓋住自己的膝蓋骨（右掌按左膝，左掌按右膝），五指朝上，手掌自然張開，大拇趾下面的大腿內側便是此穴。

刺激血海穴的最佳時間是每天上午 9 ～ 11 點，因爲這段時間是脾經經氣的旺時，人體陽氣處於上升趨勢。輕輕按揉兩腿的穴位，每側 3 分鐘，感到穴位處有痠脹感即可。

補氣血也可以在飲食上下功夫。補血理氣的首選之食就是阿膠（驢皮膠），因爲阿膠能從根本上解決氣血不足的問題，同時改善血紅細胞的新陳代謝，加強真皮細胞的保水功能，對容易貧血的女性來說是最滋補的藥物。可以將阿膠搗碎，和糯米一起熬成粥，晨起或晚睡前食用，也可以將阿膠與雞蛋一起煮成蛋花湯服用。

生薑紅糖水也是補氣血的不錯選擇，《本草衍義補遺》中有：「乾薑，入肺中利肺氣，入腎中燥下濕，入肝經引血藥生血，同補陰藥亦能引血藥入氣分生血，故血虛發熱、產後大熱者，用之。止唾血、痢血，須炒黑用之。有血脫色白而夭不澤，脈濡者，此大寒也，宜乾薑之辛溫以益血，大熱以溫經。」生薑補氣血，還能治痛經，食用時把薑削成薄片，放在杯子裡，加上幾匙紅糖，以滾水沖泡最有效。需要注意的是喝生薑紅糖水最好不要選擇晚上，民間有「晚上吃薑賽砒霜」的說法，生薑能調動人體內的陽氣，讓人處於亢奮狀態以致影響睡眠，不利健康。

足三里——保健、長壽和養顏的全能大穴

「足三里」穴位於外膝眼下三寸一這裡的「三寸」指的是人的同身寸一是胃經的要穴。胃是人體的一個「給養倉庫」，胃部的食物只有及時地消化、分解、吸收，人體的其他臟器才可以得到充足的養分，所以胃部消化情況的好壞對我們來說極為重要，而足三里穴則能擔此重任。在該穴處按摩，不但能補脾健胃，促使飲食儘快消化吸收，增強人體免疫功能，還能消除疲勞，恢復體力，使人精神煥發，因此也是人體長壽的重要穴位，對各種常見的老年病有很好的防治效果，對於抗衰老延年益壽大有裨益。此外，對於治療胃病、腰痛、腹瀉、痢疾、便秘、頭痛眩暈、下肢癱瘓、半身不遂、膝脛痠痛、消化系統疾病都有很好的效果。有句俗話說得好：「常敲足三里，勝吃老母雞。」經常按摩足三里是開啟長壽之門的鑰匙。

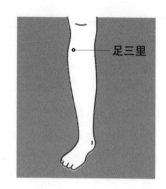

足三里

　　足三里在日本是知名度頗高的穴位。據說在幕府時期，江戶一代每次建成一座新橋，都要邀請一位年齡最高的長者第一個踏橋渡河。有一年江戶的永代橋建成之後，依照以往的習俗，請了一位名叫萬兵衛的 174 歲老翁第一個渡河。在「初渡」儀式上，德川將軍問萬兵衛有何長壽之術。萬兵衛答道：「這事不難，我家祖傳每月月初八天，連續灸足三里穴，堅持不懈，僅此而已。我虛度 174 歲，內人 173 歲，犬子 153 歲，孫子也已經 105 歲。」德川將軍聞言十分驚訝，足三里穴也因此而揚名。

　　足三里常用的保健手法有兩種：

❶ 點穴法：每天用大拇趾或中指指腹按壓足三里 5 ～ 10 分鐘，按壓力度由輕到重，務必要使足三里有針刺一樣的痠脹、發熱的感覺，才有療效。

❷ 艾灸法：將艾絨點燃，溫熱感穿透肌膚入穴。每個星期艾灸足三里 1 ～ 2 次，每次灸 15 ～ 20 分鐘，艾灸的時候讓艾條離皮膚大概 2 公釐的距離，並緩慢地在足三里處上下移動，感覺到疼就移開一些，不要燒傷皮膚就好，一直灸到局部的皮膚發紅就可以了。

照海穴——告別咽痛和失眠的強腎降火妙穴

「照海穴」位於內踝正下緣之凹陷處，屬於足少陰腎經，是八脈要穴之一，有滋腎清熱，通調三焦之功。按摩此穴位可緩解嗓子乾痛、聲音沙啞、慢性咽炎以及胸悶等症狀，另外，對肩周炎、失眠等也有輔助功用，特別適合主持人、歌唱演員、教師以及肩周炎、失眠患者。

有一位國劇演員，演出前一晚嗓子疼得難受。這時他突然想起有個當中醫的朋友，於是打了通電話過去，簡單地說明了嗓子疼痛的情況，並說明前兩天就感覺有點著涼，忽然間嗓子就腫起來了，聲音變得沙啞，說話也很費力。

他的朋友對他的情況有了一定瞭解，便要他坐在床上，把兩隻腳心對齊，並告訴他在內踝下有一個小坑，用力往下按，並告訴他：「按的時候要閉嘴不能說話，等感覺到有津液出現的時候一定要把它吞下去，否則就不靈了，十分鐘以後你再告訴我有沒有效。」沒多久，國劇演員就回電給中醫：「你這一招真靈，我現在嗓子雖然還有點腫，但已經不疼了。」

像這樣經常用嗓子的人，如果感覺嗓子不舒服，可以用手揉照海穴來治療嗓子乾痛。每天用鮮石斛 10 克泡水喝，長期服用，可保嗓子無憂。

什麼嗓子痛時搓揉照海穴就會有這麼好的效果呢？孫思邈在《千金要方》中稱此穴為「漏陰」，也就是說這個穴位如果出現了問題，人的腎水就會減少，繼而導致腎陰虧虛，引起虛火上升。所以，當我們感到嗓子乾痛、聲音嘶啞、慢性咽炎或者胸口悶得不舒服的時候，都可以按揉這個穴位，既有滋腎清熱之功，又能讓身體的三焦功能順暢起來，可謂是一箭雙雕。

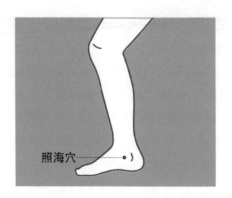

照海穴

按揉照海穴還能治療肩周炎。一位女士退休不到兩個月，突然覺得肩膀疼痛難忍，到醫院檢查，發現患了肩周炎。對於此病，除了按照常規的治療方法，醫生告訴她一個有效防治肩周炎的小竅門，就是讓她回家後按揉照海穴2～3分鐘，每天按揉1～3次，以有痠脹感為宜，沒過幾天這位女士的肩周炎就好多了，失眠症狀也有改善。

足臨泣穴——守護身體少陽之氣的「小柴胡湯」

「足臨泣穴」是人體足少陽膽經上的主要穴道之一，位於足背外側，當足4趾本節（第四趾關節）的後方，小趾伸肌腱的外側凹陷處，可治療頭痛、腰痛、肌肉痙攣、眼疾、膽囊炎、中風、神經官能等症。特別適合濕熱體質者、中老年人。

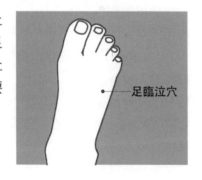

足臨泣穴

在漢代醫聖張仲景的《傷寒論》一書中，有一帖非常神奇的方劑，叫小柴胡湯。這個藥方可以解表散熱、疏肝和胃，有治療胸脅苦滿、食欲不振、心煩喜嘔、口苦咽乾目眩之功。其實我們的身體中也有一帖類似於小柴胡湯功效的大藥，就是足臨泣穴。

一個六十多歲的老人早上起床後感到口苦咽乾，於是看了醫生，醫生給他開了「小柴胡湯」——告訴他每天睡覺前點揉足臨泣穴幾分鐘。這位老者按照醫生的囑咐去做了，經過幾天的努力，他的口苦咽乾症狀大致消失了，而且身體也輕盈了很多，精神也變好了。他好奇地問：「我就是按摩了幾天這個穴位，怎麼就好了呢？」其實清晨起床後口苦咽乾，說明體內有熱，睡前點按此穴可以瀉肝膽之氣以降逆，所以按揉臨泣穴就相當於吃了小柴胡湯，作用是一樣的。

現實生活中大家壓力都很大，忙碌了一整天，感覺渾身不適。這時候不妨點揉一會兒足臨泣穴，很快就通體舒暢，疲勞也會消失。身體如果有濕氣，也可以透過點揉此穴祛風除濕。足臨泣穴不僅能防治疾病，還能診斷疾病；點按足臨泣穴時如果感覺疼痛，就要注意一下膽囊是否有息肉或者炎症。

太白穴——治療肌肉痠痛、先天脾虛的神奇大穴

奔波了一整天，腿腳的肌肉特別痠疼；或提了一次重物就感覺渾身痠痛，這時可以在腳上找「太白穴」——太白穴位於足內側緣，當第一蹠骨小頭後下方凹陷處，用拳頭或者小錘敲擊太白穴，很快就會不痠痛了。在中醫理論裡面，脾主肌肉，突然運動或搬運過重的物品，

會導致脾氣一下耗費過多，使肌肉內部氣虧，而敲擊太白穴可以疏通經氣，迅速消除肌肉痠痛的症狀，運動過度也可使用這個辦法。

　　另外也可以對痠痛的局部肌肉進行熱敷，可促進血液循環，提高新陳代謝，加速肌肉痠痛的緩解和恢復，尤其是配合輕微的伸展運動或按摩，將更能加速消除延遲性肌肉痠痛，促其恢復正常。

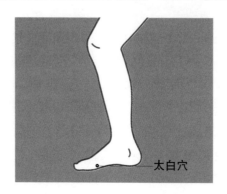

太白穴

　　太白為古代星宿之名，傳說此星有平定戰亂、利國安邦之能。此穴健脾的功效非常好，相當於山藥薏米粥，能防治因各種原因而引起的脾虛，如先天脾虛、心脾兩虛、肝旺脾虛、病後脾虛等等；並有雙向調節功用，如揉此穴腹瀉可止，便祕可通；另外點揉太白穴還可調控血糖指數，高者可降，低者可升。

🦶 行間穴——幫你告別假性近視

　　現代生活中眼睛疼痛十分常見，但我們仍不得不使用眼睛。每天眼睛不斷轉動，筋肉或神經負擔過重，視網膜會漸漸變成模糊狀態，視力也會不斷降低。

　　造成這種狀態的原因是眼中水晶體的睫狀肌過度疲勞，調節力減弱，繼而形成近視。要預防近視，就必須消除眼睛的疲勞。

　　肇因於眼睛疲勞的近視，只要戴上眼鏡就能解決，但是戴眼鏡多少產生不便，而且也不是治療眼睛疲勞的根本方法。可以試試閉著眼睛，用食指和中指的指尖輕輕地按摩眼球——不可持續太久或用力揉壓，20 秒鐘左右就該停止。用力眨眼睛、或上下左右運動眼球，也都可以消除眼部的疲勞。

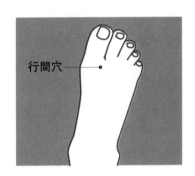

行間穴

　　「行間穴」位於腳大拇指和第二趾之間，是治療眼睛和肝臟的穴道。指壓時一面吐氣，一面強壓到稍微有疼痛感，如此重復 2 ～ 3 次，對運動不足、暴飲暴食而引起的眼睛疲勞最有效。除此之外，行間穴也是拯救肝臟的衛士，若能每天持續按摩，將能大幅改善肝炎症狀。有肝硬化和酒精肝、脂肪肝的人可以用香煙或艾柱每天灸 20 次。

大鍾穴——治療多種疾病的保健大穴

「大鍾穴」位在腳內踝後緣的凹陷往下約 1 釐米處，當一個人腎氣不足的時候，按壓時會感到疼痛。大鍾穴是具有多種功能的保健大穴，如益腎平喘、通調二便；另外，由於腎經連著氣管，所以大鍾穴也能治療支氣管、哮喘方面的疾病；此穴還有強腰壯骨、清腦安神的功效，對於緩解恐懼感也很有效；大鍾穴是腎經的絡穴，絡膀胱經，主要的功效是排毒和禦寒。

有的人精神狀況不好，總想睡覺，什麼都不想做，這有可能是腎虛，或是脾經不通、脾濕。但脾虛和腎虛的症狀也有所不同，脾虛導致的疲倦是有階段性的，比如早上起來後不會馬上就想睡覺，而是到了九十點鐘脾經所主的時候，氣血不足，就想睡覺；而腎虛則是一整天都有氣無力。

還有一種「心有餘而力不足」的人，總是沒有動力，也無法持久，這也是因為腎氣不足。

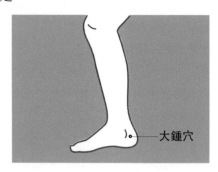

大鍾穴

上面幾類人都需要補腎，腎好了，上面遇到的問題都可以解決了。

腎是藏精的，沒有精，就沒有氣，更談不上神了。所以要想精氣神好，就得先從補腎開始。而要想補腎，平常就要多揉大鍾穴。

👣 然谷穴——糖尿病、口乾喉腫、遺尿遺精的剋星

有的人體內火氣特別嚴重，總想喝水，心浮氣躁，這個時候按揉「然谷穴」就可以用腎水把心火降下來。然谷穴是腎經的滎穴。滎穴屬火，腎經屬水，然谷穴的功用就是平衡水火。找然谷穴時，可以先摸一下腳的內踝骨，往前斜下方 2 釐米處有個高骨頭，然谷穴就在高骨的下緣。

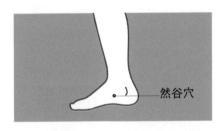

然谷穴

如果你老是夜裡心煩，睡不著覺，還口乾得厲害，可以在睡前揉揉然谷穴。人在心煩的時候就容易上火，有時候會咽喉腫痛、發炎，這時按摩然谷穴同樣有效。腎經「上咽喉轄舌本」，所以咽喉、舌頭的問題全靠它管。

除此之外，這個穴位對糖尿病也很有效。古人稱糖尿病為消渴，其實消渴和糖尿病有一定的區別，只是類似。然谷穴便是專門治消渴症，也能治療男科疾病。對小便短赤（即尿少、很熱、顏色發黃）等症狀治療效果也很好。

委中穴——治療腰痛、通鼻氣的最好辦法

「委中穴」隸屬足太陽膀胱經。「委」是彎曲的意思，委中穴在膝彎的正中，也因此而得名。

◆治療腰痛有妙法

現在有很多人腰痛，背痛，特別是在辦公室工作的人。有一位當編輯的趙小姐背和腰部總是痠痛，為了能緩解病痛，她還買了個專用的靠墊，但是用了很久，效果並不明顯。其實像趙小姐這種情況的人很多，對坐辦公室的人而言，座椅不合適、或座椅與辦公桌的高度比例不協調、本身的坐姿不良、缺乏腰背部的鍛煉等，都可能引發腰痛。從中醫的觀點來看，腰痛是腎臟病的常見症狀之一。中醫認為「腰為腎之府」，說明腰痛與腎臟的關係非常密切。古代文獻指出：「腰者，腎之府，轉搖不能，腎將備矣。」指出了腎虛腰痛的特點。

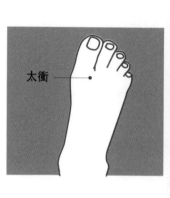

太衝

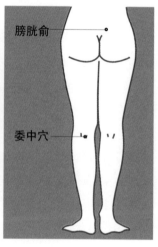

膀胱俞

委中穴

◆ 穴位按摩

針對各種腰痛病，中醫有一個很重要的治療方法，叫「腰背委中求」。委中穴位於大腿的膕窩橫紋的中點處。如果出現腰背痛，首先要從委中穴治療，委中穴是一個正好處在膀胱經上的穴位，針刺委中穴可醫治腰痛。

如果腰痛還是無法消除、不能俯仰，這就是肝經的病。治此病可揉太衝穴，太衝穴位於足背側，第一、二趾蹠骨連接的部位。每天晚上按摩太衝穴，可以有效治療腰痛。

◆ 反射區按摩

腰痛可以刺激腎上腺和腎臟的反射區，接著刺激輸尿管、膀胱。運用拇指或第二指的指甲，令其上、下行。

依臟器循環順序，腎臟→輸尿管→膀胱揉搓即可，也可以相反地由膀胱→輸尿管→腎臟方向揉搓。

女性腰部受寒和腹部受寒一樣嚴重，也會引發月經疾患和不育的問題，男性的性功能更和腰有關，所以更要護腰。沒事時把兩手搓熱，貼在腰眼上，對護腰有助益。上撐兩臂，掌心朝上，同時踮起腳後跟，這樣站一會兒對腰、三焦、前列腺都有益。

◆ 通鼻氣就找委中穴

委中穴還有個與眾不同的功用，就是能讓堵塞的鼻子通氣。有的人長年「一竅不通」，嗅覺窒礙，就可以利用按摩委中穴來達到讓鼻子通氣的功用。按摩它時，取側臥位，鼻子不通氣的一側身體在上位，屈腿，用大拇指點按委中穴，需稍用力。臀部上的「膀胱俞」也可達到同樣療效，這個穴針灸最佳，如用點穴法必須要找準穴位，且用力要強，感覺點揉時和鼻子相通了才會有效，且療效持久。

如果突遇風寒，著涼進屋後感覺不舒服，猛打噴嚏，這叫「寒閉」，就是被風寒給閉住了。要治這個病可以趴在床上，針刺委中穴，如此能迅速驅除寒氣，將病症打開，成效顯著。

第 8 章　養生必養臟腑：從腳上尋覓能讓臟腑健康的秘方

讓我們的生命力源源不絕的「地筋」

　　每個人都希望能健康快樂地生活，可是現代生活的壓力使很多人心中充滿躁動和不安，似乎短暫的舒適都成了奢望。肝病的恐怖，前列腺的困擾，還有僵直性脊椎炎、腰脊間盤突出、失眠、腦血管疾病、帕金森氏症、性功能障礙以及小兒多動症等很多疾病，看似毫無關聯，其實問題都出在一個地方——「筋」。

　　筋是什麼呢？筋其實就是人身體上的韌帶、肌腱部分。生活中的很多病症，都可以遵循一個原則，那就是從「筋」論治；適時地調節我們腳下的「地筋」，力量就會不斷湧出。就像宏偉的大橋，是誰在支撐著這麼大的重量，承載著這麼巨大負荷？就是那些粗壯有力的鐵索，也就是這座橋的「筋」。而我們的身體要強壯有力，也要打造這樣的鐵骨「銅筋」，那麼這個鋼筋在哪呢？將腳底面向自己，把足趾向上翻起，就會發現一條硬筋從腳底浮現出來，這就是「地筋」。

將「地筋」揉軟就會有神奇的功效出現。一般情況下，脾氣越暴烈的人，這根筋就越硬，所以如果經常按揉「地筋」，就可以降低肝火，人也不會那麼愛發脾氣了。對於有肝病的人，這條筋更是必按之處。《黃帝內經》上有：「肝主筋。」這就道出了我們通往肝經的捷徑——透過調理「筋」就可以修復肝，所以常按此「筋」可顯著提高肝臟功能。

如果在揉地筋的時候會感覺軟弱無力、塌陷不起，說明此人通常肝氣不足、血不下行，必須把這根筋按揉出來；還有的人雖然地筋粗大，揉起來卻毫無感覺，也不堅韌，這樣的人通常年輕時脾氣暴躁，肝陽較盛，但由於酗酒、操勞、憂慮等諸般原因，現已肝氣衰弱，更需要常揉此筋，以 50 歲以上的男士較為常見。

中醫認為膝為「筋之府」，所以經常跪著走以養筋；膽經的「陽陵泉」為「筋之會」，所以要常撥動以舒筋；脊椎督脈上有個「筋縮」，要多用掌根揉它以伸筋；膀胱經的膝下有個「承筋」，要多用拳峰點按以散筋。記住「理筋即是調肝」，只要我們常常調節我們腳下的「地筋」，活力就會源源不絕。

心為君主之官，我們該如何保護它和提高它的功能

《黃帝內經·素問·靈蘭秘典論》把人體的五臟六腑命名為十二官，其中心為君主之官。它是這樣描述的：「心者，君主之官。神明出焉。故主明則下安，主不明，則十二官危。」君主，是古代國家元首的稱謂，有統帥、高於一切的意思，是一個國家的最高統治者，是全體國民的主宰者。把心稱為君主，就是肯定了心在五臟六腑中的重要性，認定它是臟腑中最重要的器官。

「神明」指精神、思維和意識活動，它們都是由心所主持的。心主

神明的功能正常，則精神健旺，神志清楚；反之，則可致精神異常，出現驚悸、健忘、失眠、癲狂等症狀，也可引起其他臟腑的功能紊亂。那麼我們該如何保護心臟，並提高它的工作能力呢？

心臟肌肉是屬於個人意志不能操縱的不隨意肌，而被稱為第二心臟的腳的肌肉卻是人的意志可以操縱的隨意肌，因此， 防止人體的衰老，提高心臟的功能，可以透過腳的按摩來達到。

首先，要讓心臟強壯起來，還有一個輔助的器官，那就是腎上腺反射區。左腳中央往上，有一個凹陷進去的點，這個點就是上腺的反射區，這個反射區能幫助血管擴張、穩定心律，增強心臟搏動的能力。可以用筆進行定點按摩，接下來再按摩心臟的反射區。心臟反射區只有左腳才有，在腎上腺反射區的右上方，也就是在無名指下方的凹陷處，我們可以從腎上腺反射區用筆肚推到心臟反射區。

我們在日常生活中最好多走路，因為走路可以促進血液循環、提高心臟功能。走路時，腳離開地面的時候腳尖會彎曲收縮，而落到地面時腳板又會完全伸展，這個運動過程恰如抽水泵的功用，同時也使腳血管周圍的肌肉更加活躍，繼而也就加快了血液的流動。隨著腳部的運動，呼吸加快，心臟搏動增大，心臟肌肉的功能也就得到了增強。

除此之外，為了能讓我們的心臟永遠生機勃勃，生活中也要注意以下幾個方面：

❶ 靜心、定心、寬心、善心

何謂「養心」？《黃帝內經》認為是「恬虛無」，即平淡寧靜、樂觀豁達、凝神自娛的心境。

「靜心」就是要心靜如水，不 名利、金錢、地位所困擾，不能 之為心鬥角，更不能為之而寢食不安。

「定心」就是面對任何事都不驕不躁、踏實度日，不為瑣事所煩憂。豁達樂觀，喜樂無愁。縱有不快，也一笑了之。

「寬心」就是要心胸開闊，任何事都拿得起放得下，宰相肚裡能撐船，心底無私天地寬。

「善心」就是要有一顆善良的心，時時處處事事都能設身處地為別人著想，樂善好施獻愛心，向需要幫助的人伸出熱情的援助之手，自己的心境也會得到慰藉。

❷ 透過飲食來保護心臟

合理的飲食能預防冠心病、心絞痛和心肌梗塞等疾病的發病率，平時飲食要清淡，因為鹽分過多會加重心臟的負擔，不要暴飲暴食，戒菸限酒。多吃一些養心的食物，如杏仁、蓮子、黃豆、黑芝麻、木耳、紅棗等。

❸ 保護心臟的穴位

「內關穴」位於前臂內側，腕橫紋上 2 寸，兩筋間。此穴可調節心律失常，每天花兩分鐘左右按揉，感覺有痠脹感即可。內關穴也可止住打嗝。

內關穴

❹ 適量運動益養心

進行適量的運動，如散步、慢跑、太極拳、游泳等，可根據自己身體的具體情況選擇運動的方式和運動量。適量的運動能有利於心血管系統的健康，可以增強心臟的功能。

🦶 養護脾胃，只要做好腳部的工作就可以

醫說脾胃是「後天之本」，因為人生下來活下去靠的就是食物，而脾胃就是負責食物的消化吸收，保證水穀精微—也就是營養物質—對機體的營養和濡潤。脾胃不好，人體運轉就會出問題。

在我們的腳上有三個穴位可以保養脾胃，分別為「隱白穴」、「公孫穴」及「三陰交」。揉按這三個穴位有一定的方法，可以照著下面的方法做。

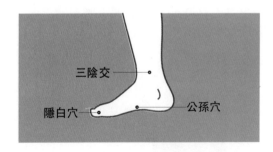

❶ **按揉隱白穴**：隱白穴在足大拇趾甲根部內側，用左手拇指按壓右足隱白穴，左旋按壓 15 次，右旋按壓 15 次，然後用右手拇指按壓左足隱白穴，手法同前。

❷ **按揉公孫穴**：公孫穴位於足內側，第一蹠骨下緣，用左手拇指按壓右足的公孫穴，左旋按壓 15 次，右旋按壓 15 次，然後用右手拇指按壓左足公孫穴，手法同前。

❸ **按揉三陰交**：三陰交位於內踝尖上 3 寸，脛骨後緣處，用左手拇指按壓右足三陰交，左旋按壓 15 次，右旋按壓 15 次，然後用右手按壓左三陰交，手法同前。

揉腹對脾胃也很有好處。透過揉腹，既可以調理脾胃，通和氣血，培補神元，又可以「通和上下，分瓣陰陽；去舊生新，清脾化痰；敷養腎精，充實五臟；驅外感之諸邪，清內傷之百症」。揉腹之法，以《延年九轉法》介紹為宜：先用右手大魚際在胃脘部按順時針方向揉摸 130 次，然後下移至肚臍周圍揉摸 120 次，再用左手全掌揉摸全腹 120 次，最後逆向重複一遍。

或者沿腹部四周，從右下開始向上，繼之向左，再從左上向下，順向揉摸。揉摸次數可因人而異。由於腹藏五臟，經絡甚多，除飽食或空腹不宜施行外，凡腹部患有炎症、闌尾炎、腸梗阻、急性腹痛、內臟惡性腫瘤等也不適合。

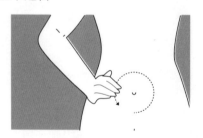

食療對脾胃的養護功用至關重要。日常生活中應注意膳食均衡，不暴飲暴食，並按時用餐，以利脾胃保養。

簡單動動腳趾就能健胃，消除身體的疲勞

　　醫學專家研究發現，經常活動腳趾可以健胃。經絡理論認為，胃的經絡透過腳的第二趾和第三趾之間，胃經的原穴也在腳趾的關節部位，故腳的二趾、三趾粗壯有彈性。胃腸功能強的人，站立時腳趾抓地也很牢固。胃腸功能較弱的人，不妨經常鍛鍊一下腳趾。

　　多活動腳趾不僅可以增強胃腸功能，還可以促進血液循環，有效消除足部疲勞，對長時間站立的人來說尤其有益。

> **動作一**：雙腿直立，雙腳並攏，雙手扶椅背；提身並用腳尖站立，保持 1 分鐘後，回到原位，身體重量先由腳尖過渡到腳掌。
> **動作二**：坐姿，用腳趾縫夾住一物體（手帕、襪子），將該物體傳給另外一隻腳，直至夾穩。
> **動作三**：用腳趾從地板上夾起小球，反復練習。
> **動作四**：用腳掌外側著地走動。
> **動作五**：坐姿，兩腳掌緊緊相觸，盡力分開腳趾。
> **動作六**：坐在地板或是床上，不要盤膝，腳掌外側著地。

　　上面的小動作對消除腳部疲勞，健壯脾胃都有顯著功用，不妨跟親朋好友一起試試。

　　還有一個很有趣而且簡單的動趾方法，就是脫下鞋子，用腳玩猜拳。這個簡單的運動能充分活動腳尖的肌肉和關節，不僅有效防止腳部變形，還可以促進腳部的血液循環，讓腳得到放鬆，也有利於身體的健康。

　❶「剪刀」豎直大腳趾，其他腳趾全部彎曲。
　❷「石頭」腳趾全部向內彎曲。
　❸「布」五個腳趾全部張開。

按摩三個腳部穴位就可以養好將軍之官——肝

《黃帝內經》中說：「肝者，將軍之官，謀慮出焉。膽者，中正之官，決斷出焉。」肝負責謀慮，膽負責決斷，就像一個國家要想興盛發達，需要謀略之才和決斷之才一樣，我們的身體也需要「肝」和「膽」。

中醫理論認為，肝主要有兩大功能，主藏血和疏泄。肝主藏血一部分是滋養肝臟自身，一部分是調節全身血量；主疏泄的功能即肝氣宜泄，與肝主藏血的功能相輔相成。「氣為血之帥」，肝氣疏通、暢達，血就能順利地流向身體各處。

如果肝氣淤滯，則血流肯定不暢，就會導致全身乏力、四肢冰冷等症狀。如果肝氣長期淤滯，全身各組織器官必然長期供血不足，影響其生長和營運功能，這樣，體內毒素和產生的廢物不能排除，長期堆積在體內，就會發展成惡性腫瘤，也就是「癌」。

如何能夠使肝氣暢通，讓人體氣機生發起來呢？就是要配合肝經的工作。肝經在凌晨 1 點到 3 點的時候值班，這也是肝經的氣血最旺的時候，此時人體的陰氣下降，陽氣上升，所以應該安靜地休息，以順應自然。另外一個養肝氣的方法就是按摩肝經。「太衝穴」是肝經上最重要的穴位，位於腳背上大腳趾和第二趾結合的地方，足背最高點前的凹陷處。此穴是治療各種肝病的特效穴位，每天持續用手指按摩太衝穴 2 分鐘，直至有明顯痠脹感，對養肝有很大的功用。

治療脂肪肝有個妙方，就是取一粒桑椹子（新鮮的或藥店買的都可以）搗爛，貼在兩腳的太衝穴處，用醫用紗布和醫用膠布固定。每天晚上睡覺時貼上，早晨起床後取下。桑椹子能滋補肝腎、收斂肝之元氣。太衝穴就是肝臟中元氣集中的地方，透過它，桑椹子的補益功

效就能在最短時間內到達肝臟之中。當然，患脂肪肝的朋友在使用外治法治療的同時，千萬別忘了找一找日常生活中造成肝臟精氣不足的原因，比如是不是經常熬夜導致肝氣受損？是不是愛生氣、吃喝無度讓肝氣消耗過大等。

　　還有兩個穴位——「大敦穴」和「三陰交」，大敦穴在足大拇指甲根部外側，三陰交在內踝尖上 3 寸，脛骨後緣處，每天按揉大敦穴和三陰交對肝氣的疏通都有很好的效果。

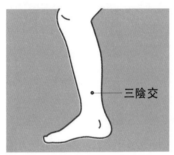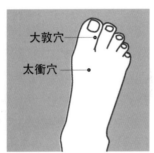

　　養護肝臟必須注意自己的飲食。中醫認為肝主青色，中醫所謂「青色」，是一種介於藍色和綠色之間的顏色。所有的綠葉蔬菜都可以達到養肝的功用，像韭菜、菠菜、芹菜、蘆蒿、蕈菜等都有很好的疏肝養血、滋陰明目的功用。肝性喜酸，民間一向有醋能養肝的說法。除了醋之外，山楂、酸棗、葡萄、櫻桃、楊梅、蘋果這些偏酸的食物也是肝很喜歡的。

命懸於肺，該如何養好我們的肺

　　《黃帝內經‧素問‧寶命全形論篇》中有：「夫人生於地，懸命於天，

天地合氣，命之曰人。中醫理論認爲：「肺主氣而司呼吸，主宣發肅降，通調水道，朝百脈，主治節。」即肺是人體的一個重要的呼吸器官，是體內外氣體交換的場所。肺透過鼻、咽、氣管等呼吸道，吸入清氣，呼出濁氣，進行氧氣與二氧化碳的交換，保證身體氧氣的充分供應。肺的功能正常，則呼吸通暢，氧的供應充足，面色紅潤，身體健康。反之，則出現咳嗽、哮喘等症狀，嚴重者將會出現缺氧狀態，臨床表現爲呼吸急促，咳喘，面色暗紫，口唇紫紺。

　　肺的養生保健方法要以保證肺的呼吸功能正常爲主要原則。日常生活中肺的養生保健最重要的是周圍空氣的清新，主要與生活和工作環境有關，所以不管是在家還是在辦公室，最好多通風，保持環境的清新。

　　秋天要多泡腳。古人云：「秋天洗腳，肺潤腸濡。」晚上睡覺前，用熱水充分泡泡腳，最好手和腳一起跑，使之溫熱充血，約 20 分鐘左右，這樣能透過神經反射使上呼吸道、鼻咽部毛細血管擴張，血流增加，局部抵抗力增強。另外，泡腳時還要注意，儘量避免用鹼性強的肥皂洗手腳，以免去脂過多，使皮膚乾裂。洗完腳要用毛巾擦乾，並塗抹護膚產品。

　　品性微涼的蔬菜水果最養肺。蔬菜以番茄、胡蘿蔔、竹筍、絲瓜、蓮藕、菠菜、黃瓜等爲主；水果以梨、蘋果、葡萄、西瓜等爲主。還要注意飲食當以清淡爲主，多食蔬菜、水果和豆製品，少食肉食及含脂肪較多的食物，忌食辛辣，戒菸酒。

養生必養的生命之源——腎臟

　　腎是人體調節中心，也是人體的生命之源。《靈樞》曰：「腎爲做

強之官。」做強之官就是古時候修房子的人。可見人體的建構與強壯，都是腎管的事，腎若強壯，修補功能強大，命門火旺，病魔就不敢近身。舉凡鶴髮童顏、精神健旺的老人，一定都是腎保養好的人；反之，如果腎衰弱，身體難免跟著虛弱。

中醫學認為，腎為人的先天之本，腎中的精氣是構成人體的基本物質，腎中精氣充足，身體的各個臟腑器官就能正常發揮其生理功能。如果腎中精氣虛損，對於小兒來說可導致其生長發育遲緩，智力低下；對於成年人來說則會出現牙齒鬆動，頭髮稀疏，耳鳴耳聾，腰膝痠軟，記憶力下降，性功能減退，體弱無力等一系列早衰現象。

據研究，人從 30 歲開始，腎中精氣就會出現生理性不足；40 歲以後，開始出現明顯的虧虛，此時應該及時給予補養和調理，否則腎臟就會越來越虛。腎的養生保健是保證身體健康、保持青春活力以及延緩衰老最重要的方法，所以一定要將養腎作為我們生活的必修課。

養腎可以按摩腳部的三個穴位

❶ 揉湧泉穴：湧泉穴位於足底前 1 / 3 凹陷處，用左手拇指按壓右足湧泉穴，左旋按壓 30 次，右旋按壓 30 次，然後用右手拇指按壓左足湧泉穴，手法同前。

❷ 揉太谿穴：太谿穴位於內踝尖與跟腱的中點，用左手拇指按壓右踝太谿穴，左旋按壓 15 次，右旋按壓 15 次，然後用右手拇指按壓左踝太谿穴，手法同前。

❸ 揉三陰交穴：用左手拇指按壓右三陰交穴，左旋按壓 20 次，右旋按壓 20 次，然後用右手按壓左三陰交穴，手法同前。

除此之外，養腎還要保持精神愉悅，只要精神愉悅，心情舒暢，腎氣就不會傷，身體才能健康。最後，要多吃點養腎的食物。中醫認

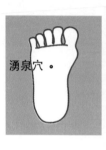
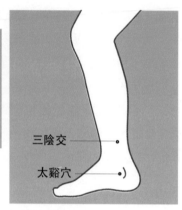

湧泉穴

三陰交

太谿穴

為腎主黑色，黑色食物一般含有豐富的微量元素和維生素，例如紫米、黑芝麻、黑棗、核桃、黑豆。鹹味先入腎，適度地攝入鹽分對腎大有好處，但是凡事過猶不及，所以鹽分每天 6 克左右就足夠了，一旦攝入超量就會損害我們的心神功能。

用腳跟走路就能健腎

中醫學認為，足三陽、三陰經上連臟腑，下達足部，足部穴位受到刺激，透過經絡的傳導功能，就能起到調節臟腑氣血，平衡機體陰陽的功用。腳跟為「精氣之跟」，人體衰老的主要原因是腎虛氣衰，如果常用腳後跟走路就能刺激腎經的穴位，並能達到健身的效果。

用腳跟走路很簡單，但是要收到成效，就要掌握下面的幾個要領：

❶ 前進或倒走法：前進或倒走的時候身體要自然直立，頭部端正，收下巴，雙目平視；上半身稍稍微前傾，臀部微翹，兩腳成夾角 90° 外展。左右腳依次向前邁進，或左右腳依次向後倒走。

❷ **下樓梯鍛鍊**：身體自然直立，頭要端正，上半身稍前傾，臀部微翹，兩腳成平夾角 90°外展，依次左右腳邁步，由於這種練習力度較大，所以只適合於中青年人。但如果老年人身體好，手腳靈活者也可進行「下樓梯鍛鍊」，但必須注意安全，有家屬在旁陪練則更好。

❸ **腳跟走路與腳尖走路相結合鍛鍊法**：腳跟與腳尖交替走路法既有趣又能提高鍛鍊效果。養成習慣，就能達到強身健體、延年益壽的效果。

用腳跟走路，可以獨自練習，也可與家人或朋友結伴而行，增加樂趣。時間以傍晚為佳，地點應選在公園、田野、河邊樹木較多、空氣新鮮的地方，道路宜平坦，以免跌倒或扭傷。

另外，長期伏案寫作或者坐辦公室的人，往往會形成駝背，使身形受到影響。為了矯正駝背，最簡單有效的方法就是刺激腳後跟。背部之所以會彎曲，是由於支撐內臟重量的脊椎肌肉變得衰弱，因此只有強壯脊椎肌肉，才能使背部伸直，脊椎肌肉透過膀胱經與腳後跟相聯結，所以只要對腳後跟進行刺激就可以糾正駝背的姿勢。方法是用手指強烈地按壓，直到感到疼痛為止。

第9章 | 美麗有奇術：
源自腳部的美麗秘方

擁有面若桃花般的美麗就這麼簡單

女孩子愛美是天經地義的，面若桃花的美貌更是每個女孩子所追求的，可是注意以下症狀：臉色蒼白沒有光澤、食欲不振、整天無精打采、頭暈、腹瀉——這些在妳身上發生過嗎？

出現這些狀況，是因為妳的脾胃功能較弱。脾胃是「水穀氣血之海」，是全身能量的來源，脾胃功能弱的時候，身體為了保護自己，就會自發調節，少吃東西以減輕脾胃的負擔，此時再充足的營養都無法吸收，造成體內能源不足，所以感覺無力、沒精神，氣血生成少，不能滋養皮膚，臉上就沒有血色、光澤，還會頭暈眼花。「脾主升清」，也就是負責把食物中的營養向上送，脾功能弱，向上升的力量不足，所以會腹瀉。

要想改變這種狀況，就要提高脾胃的功能，而最好的辦法就是按摩胃經上的保健大穴——「足三里」。《靈樞》紀載：「邪在脾胃皆調於足三里。」足三里在小腿外側，彎腿的時候，把四肢並攏放在膝

蓋下，小腿骨外側一橫指即是。用大拇指或者中指按揉 3～5 分鐘，或者用按摩錘之類的東西敲打，使足三里有痠脹、發熱的感覺，時間最好選擇在早上 7～9 點，因爲此候胃經的氣血最旺盛。

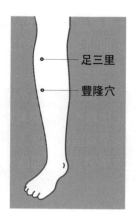

足三里

豐隆穴

也可以用刷子按摩腳底，照樣能使皮膚白皙。由於人體的一切內臟都與腳底相聯繫，所以透過刷子的刺激可促進體內激素的分泌，使新陳代謝速率加速，繼而使皮膚變得白嫩。刷子要挑選天然纖維製品，比較不會損傷腳底皮膚。

每晚把雙腳放入溫水中浸泡 10 分鐘左右，不僅能消除疲勞，還有助於軟化足部的角質。腳如手一樣需要日夜滋潤，洗完腳後塗上乳液可以保持皮膚的彈性和柔軟。塗上乳液後，可用手指從腳背開始將雙足按摩一遍，以舒緩足部的緊張和壓力。

飲食上應該注意多喝粥，比如小米粥、薏米粥等，還要飲食清淡，多吃蔬菜和水果，以及含膠原蛋白類的食物——口感黏稠的食物通常富含膠原蛋白，如豬蹄和銀耳等，有很好的美肌效果。還要少吃油膩的食物，尤其切忌暴飲暴食。

如瓷般細緻肌膚，妳也可以輕鬆擁有

每個女孩子都希望自己擁有像名模般吹彈可破的肌膚，可是環境污染、氣候乾燥、年齡增長、代謝減緩等因素都會令肌膚水分流失，使肌膚變得粗糙、暗沉、並引發諸多肌膚問題。外部環境是一部分的元凶，內在因素就是妳的肝臟機能降低了，導致體內毒素顯露在臉上。

在這種情況下，應該選擇屬於肝經的「足臨泣穴」和屬於膽經的「足竅陰」兩個穴位作為治療的重點。

足臨泣穴位於腳背四、五趾歧縫上方、蹠骨的交叉點凹陷中；足竅陰則在第四趾甲根外側稍後。兩個穴位不需要強烈的刺激，只要晚上睡覺前用手指螺旋狀溫和按摩，直到穴位及周圍暖和起來為止。

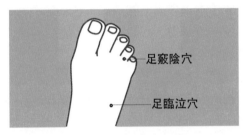

另外推薦給大家一個保養足部肌膚的辦法，讓腳享受一下牛奶蜂蜜浴：將約 50 克的蘇打粉和 50 克的鹽放入浴盆中，再倒入 150 毫升牛奶與 5 匙蜂蜜，混合後攪拌均勻，倒入已盛有 40℃ 左右熱水的浴盆中即可。每天一次，每次浸泡 20 ～ 30 分鐘，持續養護就能達到美膚的效果。

美麗的女性像花朵，只有精心呵護才能綻放美麗的容顏。

消除黃褐斑、臉色黯沉問題就是這麼簡單

很多女性年過 30，面色黯沉，雙頰又飛上了「蝴蝶」——黑色或者褐色的斑點密佈臉頰，看起來就像蝴蝶的翅膀，這就是黃褐斑，也稱為蝴蝶斑。這些斑點容易隨著年齡而增多，顏色也加深。該如何消除這些斑呢？

有個簡單的方法，就是轉動手關節和腳關節。這樣的小動作能調動全身 12 條經絡的原穴（各條經絡相通的介面），堵塞不通的經絡瞬間就會被接通。有的人的表裡經、子母經交接不暢，如肝膽為表裡，膽經是肝經排濁氣的出口，若交接不暢，濁氣就會堵在肝經裡，肝必會受到損害。肝經屬木，心經屬火，木為火之母，二者為母子關係。若兩經交接受阻，必然會形成「木不生火」的情況，也就是所謂的「心臟供血不足」，這樣就會導致臉色蒼白，同時心血管淤阻也會使面部顏色不均且隱隱發黑。轉動關節就能解除肝斑，自然黃褐斑、面色灰暗等諸多問題就會迎刃而解。

　　預防和驅除黃褐斑還有一種方法就是用丹參 50 克，益母草 50 克，煎煮後泡腿。每周三次，每次 20 ～ 30 分鐘，以背部微微出汗為宜，並在腿浴後揉按「隱白」和「陽陵泉」穴。

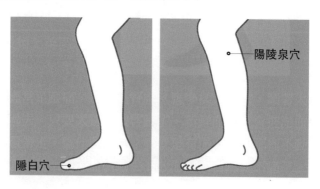

　　也可以每天早餐前空腹喝一大杯溫水，平時用玫瑰花、月季花泡水喝，或者熬粥的時候放些花瓣進去。每天喝一杯番茄汁或者多吃番茄可以預防雀斑的產生。還可以每晚用胡蘿蔔汁加牛奶塗在臉上，第二天早晨洗去，也能有效防止雀斑。

有個有趣的簡易體操是這樣的：平躺在床上，雙腳同時寫「馬」字，右腳寫正字「馬」，左腳寫反字「馬」，然後再寫個「氏」字，也是一正一反。熟練之後可以自行變化玩法——例如同時順時針，或逆時針轉足，或一順一逆，一抬一壓，一定可以在健身的同時獲得更多樂趣呢！

那麼此法對高血壓的療效如何呢？每天轉腳的關節至痠，引血下行，這自然就是最好的降壓之法。常坐在電腦桌前的人們，更是可以隨著音樂，轉轉手腕，解決眼疲、頸疼、腰痠的問題，心中鬱悶有火氣者向外轉手腕，心血不足需安神定志者，雙手向胸腹內旋轉。

讓黑頭死光光的神秘之旅

妳有過這樣的經歷嗎？站在鏡子前，鏡中自己白淨的臉上偏偏被鼻頭上星星點點的小黑頭破壞了美感，甚至連額頭、鼻子兩側都有粗大的毛孔若隱若現。這可是不少女孩子共有的煩惱。

黑頭主要是由皮脂、細胞屑和細菌阻塞在毛囊開口處而形成的。加上空氣中的塵埃、污垢和氧化功用，使其接觸空氣的一頭逐漸變黑，所以稱為「黑頭」。

黑頭雖然不像雀斑或者痘痘那麼讓人深惡痛絕，但是它也是擁有完美肌膚的障礙。《黃帝內經》說：「脾熱病者，鼻先赤。」從五行看，脾胃屬土，五方中與之相對的是中央，而鼻子為面部的中央，所以鼻為脾胃之外候。脾土怕濕，濕熱太盛時就會在鼻子上現形。與脾土相對應的季節是長夏，所以黑頭在夏季表現最突出。所以要去黑頭就要除脾濕，而除脾濕的最好穴位就是「陰陵泉」和「足三里」了。

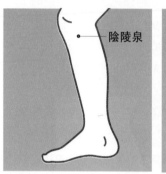 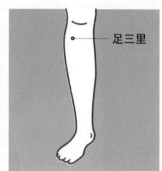

陰陵泉在膝蓋下方，沿著小腿內側骨往上捋，向內轉彎時的凹陷就是陰陵泉的所在。每天堅持按揉陰陵泉 10 分鐘，就可以除脾濕。

對於足三里，艾灸的效果會更好，除脾濕的速度會更快。建議妳空閒的時候按揉陰陵泉，每天堅持 10 分鐘，晚上睡覺前，用艾條灸兩側的足三里 5 分鐘，只要長期施行，就可以除脾濕，使黑頭消失。

去黑頭的另外一個妙招就是使用「牛奶」。洗完臉後，在黑頭密集的地方滴上幾滴純牛奶，輕輕按摩 5 分鐘後用清水洗淨，堅持一週就會有明顯的效果喔。

關於治療黑頭，要特別提醒各位幾點：

❶ 千萬不要用手擠

用手擠黑頭會嚴重損傷皮膚的結締組織。而且指甲內藏汙納垢，容易導致皮膚發炎，使得毛孔越變越大。

❷ 不要常用妙鼻貼

如果妳已習慣用妙鼻貼了，那麼使用後一定要做好毛孔的收斂工作。可以使用收斂水，或是用紗布裹一個冰塊在鼻頭上輕敷，也有收斂作用。

讓痘痘曇花一現──根治痘痘的錦囊妙計

在所有的美容問題中，青春痘可能是最讓女孩子頭疼的事情了。不止臉部，有時候甚至連胸、背部慘遭痘痘毒手，到了夏天連背也不敢露出來。

臉上不同部位長痘痘痘的原因

部位	原因
額頭	脾氣差，造成心火和血液循環問題
雙眉間	胸悶，心律不整，心悸
鼻頭	胃火過盛，消化系統異常
鼻翼	與卵巢機能或生殖系統有關
右邊臉頰	肺功能失常
左邊臉頰	肝功能不順暢，有熱毒
唇周邊	便秘導致體內毒素累積，或是使用含氟過量的牙膏
下巴	內分泌失調
太陽穴附近	顯示飲食中包含了過多的加工食品，造成膽囊阻塞

有很多原因會導致痘痘的出現。（見上表）很多女孩長了痘痘以後，習慣選擇一些外用藥，這些壞習慣都要杜絕，因為許多皮膚外用藥中多含有激素，初用這類藥物時，痘痘可能會減輕或消退；但由於激素可以刺激皮脂腺增生，使其分泌更加旺盛，因此時間一長，痘痘就會生長得

更加旺盛。建議愛美的女孩還是用天然的方法祛除痘痘為佳，不但能徹底根除，也不會留下疤痕。

痘痘自療保健法可按肝膽、尿道、膀胱、輸尿管、腎臟等反射區。

肝膽反射區：位於右腳腳底一半上方，三、四趾腳掌關節下方，另外用手觸摸的時候有一長條凹陷的溝是膽囊反射區，按摩方向由上往下。

尿道反射區：在雙腳內側約踝關節與腳跟的一半，按摩的時候會有一條斜向凹陷的溝。按摩的方向是由膀胱反射區往腳跟方向推。

膀胱反射區：在雙腳內側約踝關節與腳底相交處，按摩的時候會有一粒肉球凸出的感覺。按摩的方向是由輸尿管連接點斜向尿道方向推。

輸尿管反射區：位於雙腳腳底，膀胱點位於腎臟方向約 45°的方位，用手按摩的時候會有一條斜溝的感覺，按摩的方向是由腎臟連接點往膀胱斜向推按。

腎臟反射區：位於雙腳腳底約腳底一半的上方，用手觸摸的時候有一顆凸出肉球，它稍硬、有砂粒的感覺。按摩的時候由上斜下往輸尿管方向推按。

另外要提醒大家，如果妳長痘痘痘的部位是額頭，應早睡早起，多喝水；也可能是肝臟裡含有過多的毒素所致，必須減少食用含糖分過高的食物，更要避免用太多的酒精。

如果妳左右臉長痘痘，應作息正常，保持心情愉快，不要讓身體處在悶熱的環境中。右臉頰長痘痘可能是肺功能失常，注意保養呼吸道，儘量避免食用芒果、芋頭、海鮮等易過敏的食物。

如果妳的鼻子長痘痘，可以適度進行按摩，加強這部分皮膚的血液循環。如果是鼻頭長痘痘，則可能是胃火過盛，消化系統異常。應少吃冰冷食物。

如果妳的唇周邊長痘痘，可能是便秘導致體內毒素累積，或是使用含氟過量的牙膏。應多吃高纖維的蔬菜水果，調整飲食習慣。如果

太陽穴附近出現小粉刺，顯示妳的飲食中包含了過多的加工食品，造成膽囊阻塞，需要趕緊進行體內大掃除。

最後再介紹一個足浴的配方：材料是 10 克左右的乾燥玫瑰花（或是 25 克新鮮玫瑰花）和一碗麻油，製作方法是將玫瑰花放入麻油中加水煮約 3 分鐘，然後倒入臉盆中，加入適量的水即可。每天一次，每次20～30分鐘，長期洗浴對青春痘有防治的功用，使皮膚細滑、緊緻，還可以有效減少過敏現象。

不做「稻草」美女，三千縷青絲的護養秘笈

「髮動」才會讓人「心動」，一頭亮麗潤澤的秀髮，不僅會給他人帶來美麗的視覺享受，也能展現自己的獨特魅力。可是有些女孩子年紀輕輕就開始「兩鬢如霜」，真是讓人苦惱。其實，只要處理得當，就可以轉白為黑，秀髮依然美麗動人。

中醫認為正常的頭髮顏色應該是烏黑帶有光澤，而不是枯黃無光，這是腎臟精氣旺盛、氣血充盈、榮華於外的徵象。「腎主骨生髓，其華在髮」，「肝藏血」而「髮為血之餘」，當肝腎不足，精血虧虛，則頭髮失去內在的滋養而變為灰白。所以要想讓頭髮變黑，就要調理肝腎功能。

腎經上的「湧泉穴」與頭髮有著密切的關聯，湧泉穴的位置就在腳底的上三分之一處，可以用拇指壓揉。若在沐浴的時候用刷子或水瓢在穴位周邊摩擦，再把整個腳掌均勻地加以摩擦，效果會更好。用髮夾、牙籤等強烈刺激穴位，反倒不如光著

湧泉穴

腳在人工草坪慢慢地摩擦著走動來得更有效。妳也可以按摩頭皮，因為頭皮上有很多經絡、穴位和神經末梢，按摩頭皮還能刺激頭皮，使頭皮上的毛細血管擴張、血液循環加快，使毛囊所需的營養物質增加，防止頭髮變白、脫落。此外，按摩頭皮能夠通經活絡，刺激末梢神經，增強腦的功能，提高工作效率。

除此之外，補肝腎還可用中藥調理。用何首烏、靈芝、枸杞子每天泡茶喝，平時多吃黑芝麻、胡桃、紅棗等食物，都有補肝腎的功用，對白髮變黑有好處。當然，也要保持好心情，因為頭髮變白與心情也有一定的關係，正如「白髮三千丈，憂愁似箇長」。希望自己擁有烏黑秀髮的年輕人，一定要調適好情緒。

告別熊貓眼，綻放美目「睛」彩

壓力大、工作忙、睡眠少讓很多人出現了黑眼圈，也成了很多女性揮之不去的困擾，因為沒有哪個女生願意帶著一對「熊貓眼」上街，所以出門前一定會以各式各樣的遮瑕膏來遮蓋黑眼圈，效果卻不一定盡如人意。

黑眼圈是肝腎陰虛的外在表現。《素問》中有：「肝開竅於目。」肝是藏血的，肝血充足，眼睛就能得到充分的滋養，就能明亮有神。用眼過度，就會損耗太多肝血，尤其在晚上，正是補陰血的時候，該補不補，反而變本加厲地過度使用，久而久之，肝血虛了，眼睛得不到充足的滋養，就會導致眼睛模糊或黑眼圈的產生。

中醫認為「五色形於外，五臟應於內……有病必有色，內外相襲，如影隨形」，五色裡青對應肝，黑對應腎，所以偏重青色要著重補肝，

偏重黑色的要著重補腎。補肝最好多吃些韭菜等溫補陽氣的食物。常食韭菜，可增強人體脾、胃之氣。此外，蔥、蒜也是益肝的佳品。紅棗性平味甘，養肝健脾。還可適當吃些蕎麥、薺菜、菠菜、芹菜、菊花菜、萵筍、茄子、荸薺、黃瓜、蘑菇等性涼味甘的蔬食，可潤肝明目。適時服用銀耳之類的滋補品，能潤肺生津，益陰養肝。同時，少吃酸味、多吃甘味的食物，以滋養肝脾兩臟，對防病保健大有裨益。

　　除了上面的方法，還有一個必不可少的穴位就是「三陰交」，它

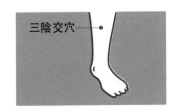

三陰交穴

能調理肝脾腎。「女人是水做的」，這話說得實在，女子就要補水，也就是中醫裡面說的陰，所以三陰交又叫「女三里」。睡覺前按揉一下三陰交，加上充足的睡眠，給「陰」休養生息的時間。另外要注意用眼，不要長時間對著電腦或書本，可以過一段時間起身，望望遠方，讓眼睛休息一下，經常對著電腦的女孩可以多喝一些綠茶，有明目的功用。

　　底下是幾個有效的預防黑眼圈小秘方：

　　◆ **紅茶包敷眼法**：每晚睡前用喝剩的紅茶包敷眼 20 ～ 30 分鐘後取下，對後天性黑眼圈效果較好。

　　◆ **蘋果退黑法**：用兩個新鮮的蘋果薄片敷眼 15 分鐘，因為蘋果富含維生素 C，不僅可以促進膠原蛋白的生成，還可以促進血液循環，每日使用就可以消退黑眼圈。

　　◆ **毛巾熱敷法**：以 37 ～ 38℃的溫熱毛巾在臨睡前敷眼，冷卻後更換。重複多次可以促進眼部血液循環，常熬夜的人可以嘗試看看。

🦶 秋冬季節嬌唇嬌嫩的不傳之秘

　　如絲綢般充滿水感的雙唇永遠是臉上的亮點，但是秋冬季節的缺水、乾燥以及寒冷氣候卻讓唇紋變深，想恢復光滑水嫩的唇部肌膚相當困難；清晨起床甚至會發現嘴唇脫皮乾裂，即使塗上保濕護唇膏也難以瞬間恢復美麗。想要完美的秋冬妝容，首先就要擊退討厭的唇紋，來看看哪些美麗秘笈可以幫妳解決煩惱吧。

　　嘴唇發乾、脫皮其實是陰虛火旺，陰不足以涵陽，陽就要四處放火，好比晝夜交替，如果沒有了黑夜，太陽一直掛在天上，大地就容易乾燥、起皺，最後龜裂。尤其是秋冬的乾燥季節，讓這種狀況變本加厲，這個時候只是不停地補水是沒有用的，要從根本上做起，也就是要「補陰」。

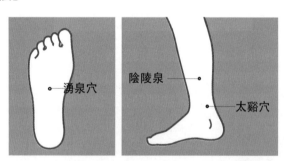

　　「三陰交」是足三陰經的會交穴。它在內腳踝尖向上 3 寸，小腿內側骨後緣的凹處。腎是水臟，五行屬水，功能上又「主水」，所以補陰還要看重補腎陰，要按腳底的「湧泉穴」和內腳踝後的「太谿穴」。

　　妳可以在下午 5～7 點的時候沿著腎經的走行，從腳底開始向上，腳跟、小腿內側、膝蓋內側，敲打或者推揉，在湧泉穴和太谿穴處按揉，每天至少 5 分鐘，三陰交穴就要隨時隨地進行按揉。

另外，蜂蜜味甘、性平和，有清熱、解毒、潤燥、止痛的功效，就寢前用蜂蜜塗抹嘴唇能有效防止唇部乾燥，可保雙唇柔嫩光滑。每天喝足 8 杯水對於保養唇部也是不可或缺的，有空時熬點粥或者燉滋補湯——如銀耳羹、冰糖燕窩等，都有滋潤唇部的功用。

也可以試試護唇油，要塗抹厚一點，再剪一小片保鮮膜貼在唇上，然後用熱毛巾輕敷，直到毛巾冷卻，可以使唇油中的精華被雙唇徹底吸收。當然，睡前塗一層保濕型護唇膏更是必要的。

🦶 別讓廢棄的脂肪在妳身上塞車，減肥就這麼簡單

在這個以瘦為美的時代，女孩子總是覺得自己還不夠瘦，於是為此而付出甚多代價：美食當前不能肆無忌憚，要不斷運動、吃減肥藥，現代高科技全派上用場，只是為了能纖瘦一些。結果人即使瘦了，臉色也不好，冒痘痘、長斑，甚至胃痙攣、或得了厭食症，既折騰自己也賠上了健康。

《丹溪心法》中說「肥人多痰濕」、「肥人多痰飲」、「肥人氣虛生寒，寒生濕，濕生痰……故肥人多寒濕」，也就是說肥胖人多食膏粱厚味，日久必致脾虛，脾虛不主運化，若再多飲酒醇，必然痰濕內生，濕濁積聚。所以要想避免肥胖和減肥就要驅除體內的痰濕，才是科學又健康的減肥方法。

有瘦身需求的人不妨試試以下處方：準備 100 克或 50 克月見草，放入沸水中煮 20 分鐘後倒入盆中，放涼即可拿來泡腳。泡 30 分鐘左右，身體微微出汗就行了。月見草具有降低膽固醇，化痰祛濕、防止動脈硬化、減肥、抗炎、抗衰老等藥理功用，透過腳部和腿部的汗毛

孔和毛細血管直接進入人體，達到化痰祛濕和減肥的功用。月見草不僅可以用來泡腳，也可以用來泡茶，有美容、滋潤肌膚的功用，也有助眠、通便的功效。

除了用月見草泡腳之外，在腿部還有一個穴位能起到化痰祛濕、減肥的功用，這個穴位就是「豐隆穴」。豐隆穴在外踝往上8寸處，每天按揉這個穴位五六分鐘，持續按摩一段時日，不但能達到減肥的功用，對膝關節病也有很好的療效。

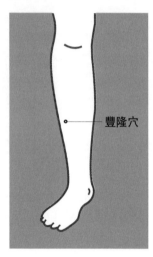

豐隆穴

空閒的時候也可以敲擊帶脈：躺在床上，用手輕捶腰部左右100下。人體的經脈都是上下縱向而行，只有帶脈橫向環繞一圈，就像一條帶子纏在腰間。經常敲打帶脈不僅可以減掉腰部贅肉，還可以治癒很多婦科疾病。

🦶 能讓雙腿漂亮和修長的雙腳墊腳操

如何讓自己擁有美麗、修長的雙腿呢？其實塑造柔軟結實的肌肉，是塑造美腿的前提，透過下面介紹的各式運動操，每天持之以恆的練習，不僅能改善原本不完美的腿形，還可以促進健康。

◆ 雙腳墊腳操：

手握礦泉水瓶、抬高腳跟的「墊腳操」，具有緊縮小腿肚的效果。重點在於手臂不可彎曲，利用水瓶的重量保持平衡，一邊抬起兩腳的腳跟。

步驟 ❶：雙手各拿一個礦泉水瓶，兩手臂自然下垂於身體兩側。雙腳稍微張開，伸直背脊站立。

步驟 ❷：一面吐氣、一面慢慢抬起兩腳腳跟；當腳跟抬高後，再一面吸氣，慢慢放下腳跟。這樣重複 10 次。

◆ 單腳墊腳操：

步驟 ❶：將椅子擺放在身體前面，左手自然下垂，伸直背脊站立。右手抓住椅背的部分，作為支撐，將右腳抬起，只用左腳單腳站立。

步驟 ❷：一面吐氣，一面慢慢抬起右腳腳跟，等抬高腳跟後，再一面吸氣、一面慢慢放下腳跟。換邊做相同動作，重覆 10 次。

拿著一個礦泉水瓶，以椅子、柱子或牆壁等等作為支撐，以單腳站立姿勢做抬起腳跟的「單腳墊腳操」。這種體操比雙腳墊腳操稍困難些，不過對緊縮小腿肚有非常好的效果。

保養腳有妙招，輕鬆遠離過早衰老

有句老話叫「人老腳先老」，中醫認為保養好腳能有效地防止人過快衰老，保養好腳就能保持身體的健康。因為腳承載著人體全身的生命力，腳越是強健，生命力也就越強，所以抓住腳這個關鍵部位，身體就找到了力量的源頭。

雖然腳對於人的健康如此重要，但是很少有人關心它、保養它，因為在大多數人的眼裡，腳好似乎都是與生俱來的，所以很多人養成了能躺著絕不坐著，能坐著絕不站著、能不走路則不走路的習慣，這些習慣實際上使腳的功能退化了。

其實，維持腳的健康很簡單。因為腳不像五臟六腑那樣深不可測，也不像脊椎那樣結構複雜，只要我們稍微在日常生活中注意一下，避免一些違背腳自然生長規律、對腳功能造成影響或傷害的工作和姿勢，就足以讓雙腿青春永駐。

這裡為大家介紹一套護腳操，經常練習，對延緩腳的衰老有一定的效果。此操可在起床前和臨睡前做，採用仰臥姿勢進行。具體方法如下：

蹬：雙腳用力蹬腳跟，然後腳尖上抬，一蹬一放重覆10次，拉伸韌帶。

擦：兩腳底相對，來回摩擦，使腳底有熱感。

按：用擦熱的腳底，交替按摩腳背和腿部側面，使皮膚有熱感。

彎：兩腳並攏，十趾用力彎曲、鬆開，做10次，使通往腳趾的肺、大腸、心包等經絡和微細血管受到刺激。

轉：兩腳並攏，腳尖左右轉圈各10次。

捏：雙腿蹺二郎腿，用雙手從髖部開始，前後、左右、上下來回捏到腳趾，疏通氣血。

捶：輕握拳捶擊腳底，重點是腳底中央的湧泉穴。

拍：用雙手上下左右輕拍雙腿，放鬆肌肉。

另外，踢毽子也可以延緩腿部的衰老，與其他鍛煉腿部肌肉運動相比，踢毽子具有較強的健身功能和娛樂性，透過抬腿、跳躍、屈體、轉身等運動，能使腳、腿等身體的各部分都能得到很充足的鍛煉，有效地提高關節的柔韌性和靈活性。除此之外，踢毽子時由於肌肉不停地收縮運動，促使呼吸加深、增加肺活量，增強其相對較弱的心肌力量，使心臟跳動有力，對保護心肺功能有好處；踢毽子還能使胃腸蠕動加快，促進食欲。踢毽子寓遊戲於運動之中，只要玩得開心，合理掌握運動量，就能夠達到強身健體的目的。

第 10 章 | 護腳更護花：
腳部藏著女人身體的妙藥

神奇妙方可以讓月經風調雨順

「月經不調」是指月經週期異常和月經量異常，常見的相關疾病包括月經先期（又稱經期超前）、月經後期（又稱經遲）、月經先後不定期、月經量過多、月經量過少等。

中醫學認為，健康、有規律的月經週期是氣血充足、肝腎機能調和的外在表現，如果體內積熱或是情感失衡，就會導致氣血凝滯，進而會對月經週期產生不良影響。而身心壓力和強烈的情感，如憤怒、煩躁等，很容易影響肝臟機能。如果肝氣經常周轉不暢，就會產生積熱，導致經血量大、伴有血塊等症狀。

月經週期幾天算正常？其實週期恰好 30 天的並不多，正常週期是 20 ～ 36 天，只要規律就可以；例如週期一直是 40 天，但並沒有生理及生殖功能的病變，仍然是正常的月經週期。其實月經是否正常，其關

鍵在行經有無「規律性」。每次月經的出血量可能因人、因時而不定，也與飲食習慣、遺傳、環境有關係，一般月經的出血期可為 3 ～ 7 天，平均出血量約 60 毫升。經血應是暗紅色，黏稠而不凝，有血腥味而不臭。

月經不調自療保健法主要需要加強以下部位的按摩：

❶ **子宮反射區**：在雙腳內側踝關節與腳跟中央骨頭上方的凹陷處。按摩的時候，要找到凹陷處定點扣按。

❷ **生殖腺反射區**：在雙腳外側踝關節與腳跟中央骨頭的凹陷處，即雙腳腳跟正中央，按摩的時候手要找到凹陷處後定點扣按。

除了進行腳部的按摩，還可以去藥店買幾樣中藥煎熬後來泡腳，效果也很好。

🌿 生地白茅根方

材料：生地黃 50 克，白茅根 200 克，馬蘭頭 100 克，甘草 5 克。

方法：將以上藥物同入鍋中，加水煎煮 30 分鐘，去渣取汁，倒入泡腳的桶中。待藥液降至 30℃左右的時候，泡腳 30 分鐘，每晚 1 次，10 為天為一個療程。

功效：主治月經超前、月經量過多。

🌿 青橘皮方

材料：青皮 30 克，橘皮 40 克，橘核 50 克，郁金 30 克。川芎 20 克。

方法：將上面的所有藥物一起放入鍋中，加水適量，煎煮 30 分鐘，去渣取汁，倒入泡腳的桶中，待藥液降至 40℃左右的時候，泡腳 30 分鐘。每晚 1 次，10 天為一個療程。

功效：主治月經先期、後期、不定期，月經量或多或少。

> ### 🌿 桂枝紅茶方
>
> **材料**：桂枝 30 克，紅茶 5 克。生薑 50 克，胡椒 30 克。小茴香 10 克。
>
> **方法**：將上面的所有藥物一起放入鍋中，加水適量，煎煮 30 分鐘，去渣取汁，倒入泡腳的桶中，待藥液降至 50℃左右的時候，泡腳 30 分鐘，每晚 1 次，10 天一個療程。
>
> **功效**：主治月經延後、月經量少、閉經。

👣 讓痛經女人不再痛苦

　　伴隨女人如花的季節，如期而至的月經讓人感覺踏實和舒服。但是，痛經也令很多女性痛苦不堪。凡在行經前後或在行經期間出現腹痛、腰酸、下腹腫脹和其他不適，影響生活和工作者稱為痛經。疼痛一般位於下腹部，有時至背部和大腿上部。

　　現在有痛經現象的女孩子越來越多，只是為程度有重有輕，其實大多數痛經與寒有關係。例如有的女孩痛得臉色蠟黃，冷汗直冒，這一定就是寒造成的。所以，女性在經期養護好自己的身體十分重要。

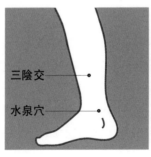
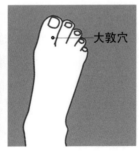

三陰交　水泉穴　大敦穴

腳部有三個穴位能緩解痛經，就是「大敦穴」、「三陰交」和「水泉穴」。大敦穴位於足大拇指甲根部外側，三陰交穴位於腳腕內踝上 3 寸處，水泉穴位於內踝下方，跟骨內側陷中。這些穴位都以溫熱刺激方法為宜，每天早晚各用香煙灸 10 ～ 15 次，或用吹風機讓穴位及其附近暖和即可。沐浴的時候，可按摩雙腳的大腳趾和水泉穴，以刷子、水瓢等物摩擦水泉穴，效果也非常好。

　　香煙灸就是將香煙點燃，用煙頭靠近穴位，距離以 5 毫米左右為宜，最好不要垂直對著穴位，以免落下的灰屑燙傷皮膚，香煙傾斜著拿在手裡是較為理想的姿勢。灸的時候要以穴位能感到溫熱為準，太熱了可以略為移開。

🌲 益母草元胡方

材料：益母草 100 克，元胡 30 克，紅花 15 克，桃仁 30 克，白芷 10 克。

方法：將以上藥物同入鍋中，加水適量，煎煮 30 分鐘，去渣取汁，倒入泡腳桶中，先熏蒸，後泡腳 30 分鐘，每晚 1 次。在經前 10 天開始泡腳，直至月經結束。

功效：主治痛經伴有腹部脹痛，經色紫暗伴血塊。

🌲 艾葉生薑方

材料：艾葉 60 克，生薑 30 克，當歸 15 克，川芎 20 克。

方法：將以上藥物同入鍋中，加水適量，煎煮 30 分鐘，去渣取汁。倒入泡腳桶中，先熏蒸，後泡腳 30 分鐘，每晚 1 次。在經前 10 天開始泡腳，直至月經結束。

功效：主治痛經伴有小腹疼痛，經色紫黑伴血塊，畏寒肢冷。

　　除了依靠上面幾個穴位，也可以用中藥泡腳，功效也不錯，不妨試試看。

　　避免痛經，在月經期間還應注意保持外陰部清潔和衛生，少使用陰道藥物。在生活起居上要注意保暖，不要著涼、淋雨。同時還應少吃生冷食物，不要喝冷水，可以吃些辣椒、茴香、桂皮等有行氣、散寒、止痛功用的食物。

點按揉太谿和大鍾，讓經期口腔潰瘍遠離妳

　　有些女性朋友在行經前後就會出現口腔潰瘍，有時候會透過藥物來暫時緩解一下，但不能根治，下月行經時依然如故，疼痛難忍。與此同時，還常伴有口乾、心煩、易怒和便秘等令人煩惱的症狀。

　　中醫認為這種口腔潰瘍就是陰虛火旺外在表現。體質陰虛、肝火旺盛的人，當經血下行時，使得陰血虧虛而不能抑制肝火，而致頭痛及口腔潰瘍，因此平時應注意加強滋陰降火，如使用經絡療法，可以每天按揉「太谿」和「大鍾」這兩個養陰的穴位。

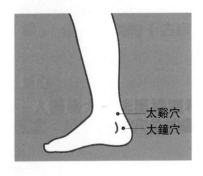

太谿穴
大鍾穴

太谿穴位於內踝尖與跟腱之間的中點凹陷處，是足少陰腎經的輸穴、原穴，跟腎的元氣相通；大鍾穴在足內側，內踝後下方，當跟腱附著部的內側前方凹陷處，是腎經的絡穴，溝通陰陽。這兩個穴位屬於「原絡配穴」，經前一周每天 17 ～ 19 點時用手指按揉兩側太谿和大鍾各 2 分鐘，就可以滋陰降火，防治經期口腔潰瘍。

另外，女性在月經期間，還要保持心情愉快，注意勞逸結合，杜絕不良的生活習慣，避免過度疲勞。飲食要清淡，多吃新鮮水果、蔬菜，多飲水。治療過程中，以不吃辛、辣食品為上策。

孕期嘔吐怎麼辦？按揉足三里和公孫穴

一般來說，孕婦在懷孕初期（1 ～ 3 個月內），常會出現噁心、嘔吐等反應，特別是在清晨或晚上易出現輕微的嘔吐，也有的孕婦嘔吐很嚴重，此謂「妊娠反應」。有不少人認為，孕婦不吃東西或少吃東西就可以防治噁心嘔吐，還有的孕婦因怕嘔吐就不想進食。實際上不進食不但不能減輕嘔吐，而且還會使孕婦缺乏營養供給，對母嬰都不利。有的孕婦除了嘔吐外，還有飲食習慣的改變，如喜歡吃酸味食物，厭油膩、嗅覺特別靈敏、嗅到厭惡的氣味後即可能引起嘔吐。

妊娠的時候，為了肚子裡的寶寶，孕婦的陰血都下行到沖任養胎，導致沖氣偏盛，脾胃氣血偏虛，胃氣虛不能向下推動食物，反而會跟著沖氣往上跑，所以不想吃東西，甚至厭食，營養跟不上就會發生頭暈、渾身無力的症狀。

所以孕婦要想不嘔吐，吃得香、睡得好最好健脾胃，把胃氣拉下來，而健脾胃最好的辦法就是按揉「足三里」、「內關穴」和「公孫穴」。

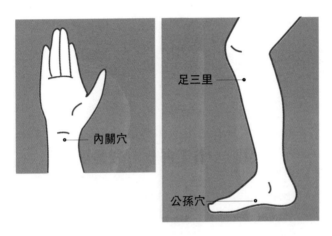

足三里是胃的下合穴，跟胃氣是直接相通的，按揉這裡可以將胃氣往下導。所以，平時用手指按揉足三里或者艾灸都可以。

公孫是足太陰脾經的絡穴，按揉它能調理脾胃，疏通腸道。腸道通暢了，胃氣也就跟著往下走了，另外，跟它相通的沖脈正是妊娠嘔吐的關鍵所在。公孫穴位於腳內緣，第一蹠骨基底的前下方，順著大腳趾根向上找，凹進去的地方就是了。

建議每天早晨按揉足三里3分鐘，17～18點按揉內關穴和公孫穴4～5分鐘，長期下來一定會有很好的效果。

也可以按揉腳部的反射區，包括胃反射區、肝臟反射區、生殖腺反射區、甲狀腺反射區，各按揉3～5分鐘，然後按揉腳腹腔神經叢反射區、腎臟反射區、輸尿管反射區、膀胱反射區各3分鐘，每天1～2次。

另外，在飲食上，應以易消化、清淡的食物為主，不應攝取過於油膩、滋補的食物，以免增加胃腸的刺激。以富含碳水化合物、蛋白質、維生素的食物為首選，如粥、豆漿、牛奶、藕粉、新鮮的蔬菜水果等，可少量多餐，但要有規律。

如何讓新媽媽的奶水多又甜

每個剛做媽媽的女人都希望能以母乳哺育寶寶，這可能也是女人一生最大的幸福，可是有的新媽媽奶水很少、不夠孩子吃，甚至完全沒有奶水，這實在是一件讓人頭痛的事情。

很多人認為乳汁不夠就是營養不足，需要進補，這也不是沒有道理。因為乳房屬陽明，陽明屬胃，多氣多血，乳汁的生成要靠胃吸收的營養。但是這種認識不夠全面：乳汁不僅靠胃，還得與肝木之氣相通，因為乳屬厥陰，肝與胃一個先鋒一個主力，互相配合才能正常，而氣滯引起的乳少萬萬不能補，現在的孕媽媽很注意營養，雖然生產時失血，但是基本上，營養還是足夠泌乳的，只是肝氣鬱了、乳頭不通，後面的乳汁出不來，所以乳房發脹發疼，有硬塊。這時候如果盲目進補，只會越補越脹，嚴重的話，還會得乳腺炎。正確的做法應該是梳理肝氣，巧用腳上的「太衝穴」、「膻中穴」和「少澤穴」。

膻中在兩乳中間，是任脈的穴位，少澤是小腸經的井穴，能生乳、通乳，它在小拇指指甲根外下方 0.1 寸，可用牙籤刺激。太衝是肝經的原穴，是疏解肝氣的首選，在腳背大腳趾和第二趾結合的地方向後，腳背最高點的凹陷處。

具體操作方法是：最初三天多按膻中穴，直到按起來不疼，表示氣已經通了。產後每天下午 1 ～ 3 點用牙籤刺激兩側少澤穴 2 分鐘，這時候小腸經最旺，催乳的同時還能促進營養的吸收。記得睡前按揉兩側太衝穴 3 分鐘。配合局部按摩，先用熱毛巾敷一下，然後用木頭梳子的背從乳房邊緣向乳暈按摩，這樣就能幫助化解硬塊。

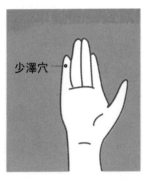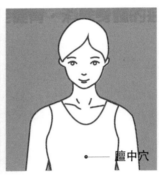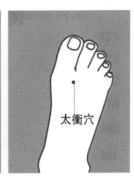

少澤穴

膻中穴

太衝穴

另外還可以用中藥泡腳的方式進行輔助治療：

🌿 金針菜通草方

材料：金針菜 100 克，通草 20 克，王不留行 20 克，桔梗 15 克。

方法：將以上藥物及食物同入鍋中，加水適量，煎煮 30 分鐘，去渣取汁，倒入泡腳桶中。先熏蒸，後泡腳 30 分鐘，每晚 1 次，10 天爲一個療程。

功效：主治產後體虛缺乳。

🌿 三棱漏蘆方

材料：三棱 30 克。漏蘆 20 克，歸尾 15 克，青皮 20 克。

方法：將以上藥物同入鍋中，加水適量，煎煮 30 分鐘，去渣取汁，倒入泡腳桶中。先熏蒸，後泡腳 30 分鐘，每晚 1 次，10 天爲一個療程。

功效：主治產後肝鬱氣滯、乳汁不行。

除了上面的辦法，你還可以在飲食上下功夫，按照下面的食譜做兩道美味的健康佳餚，對女性的產後缺乳狀況有很好的調節功用。

🍲 舒肝鯽魚湯

配料：柴胡 9 克，王不留行 12 克，香附 6 克，鯽魚一條（約重 250 克），生薑 15 克。

做法：將鯽魚去鱗、鰓及內臟，洗淨；生薑拍碎；柴胡、王不留行、香附用紗布包好紮緊備用。先用鍋燒熱加少許油，至 4 成熱，將鯽魚入鍋稍煎一下，加入料酒、少許鹽、適量水及藥包，文火煮 20 分鐘，撈去藥包，加少許味精調和，即可喝湯及食用魚肉。

功能：理氣舒肝，通絡下乳。本膳用鯽魚，含蛋白質和多種氨基酸，並有和胃下乳之功效；柴胡，能疏肝解郁，宣暢氣機；香附，芳香利氣機之開泄而舒肝氣；王不留行，通行十二經，善散肝氣之結；生薑，辛溫而散寒，通經以達外。

🍲 牛奶山藥羊肉羹

配料：鮮山藥 50 克，羊肉 250 克，生薑 10 克，牛奶 120 克，食鹽適量。

做法：將羊肉洗淨切塊，置沙鍋中，加入生薑、水適量，用文火燉煮 2 小時，取羊肉湯 1 碗備用。鮮山藥洗淨，去皮並切成丁，放鍋中，加入羊肉湯，文火煮至山藥熟爛，加入牛奶、鹽調味後，再與原煮羊肉拌勻，沸 5 分鐘即可食用。

功能：補虛益氣，健脾潤燥。本方用山藥，健脾益陰；牛奶，和中潤燥；羊肉，含蛋白質和人體必需氨基酸；生薑，辛溫宣通。故對產後體虛，氣血不充，乏力少乳者有益。

親手把更年期帶來的痛苦送上歸途

有位女士，皮膚白皙，氣色很好。但她卻告訴醫生，家裡一定要有人跟她講話，否則她就會偷偷地哭，不然就是見到人就有吵架的衝動，看誰都不順眼，而且還茶不思飯不想，經常失眠、頭痛……

這位女士是典型的更年期反應。更年期是女性卵巢功能從旺盛狀態逐漸衰退到完全消失的一個過渡時期，包括絕經和絕經前後的一段時間。在更年期，婦女會出現一系列的生理和心理方面的變化。

由於女性到了更年期的年齡性激素就會減少，所以相應地會出現一些與性激素減少有關的特殊症狀，如易激動、記憶力減退、失眠、頭痛、關節疼痛、心悸、血壓升高、肌肉無力、排尿不暢、口乾、眼睛乾燥等症狀，重者甚至會出現異常的精神症狀。

中醫認為更年期的症狀是陰虛造成的，因為人過 40，陰氣自半，而女性以血為本，月經、懷孕、生產等都離不開血，而血也屬於陰。陰氣減少一半，人就很快進入更年期，更年期涉及的臟腑比較多，其中最主要的是肝陰虛。

多數婦女能夠平穩地度過更年期，但也有少數婦女被一系列症狀所困擾，影響身心健康。要減輕更年期時產生的不適症狀，甚至從根本上杜絕它的發生，就需要從人的整體上調節陰陽，使之重新達到平衡。

持續按揉「太谿穴」和「太衝穴」，就能達到身體的陰陽調和。太衝穴從後向前推按。每次單方向推 100 次。太谿順時針按揉，每天早晚 2 次，每次 2 分鐘。

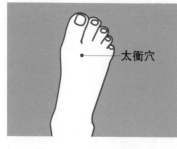
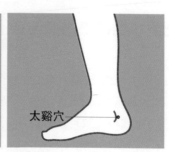

太衝穴

太谿穴

現在為大家介紹一個治療更年期綜合症狀的經驗方：浮小麥 30 克，百合 30 克，龍骨 30 克，牡蠣 30 克，知母 15 克，生地 15 克，淫羊藿 9 克，仙茅 9 克，巴戟天 9 克，甘草 5 克，每天一劑，水煎內服。

更年期有頭昏、失眠、情緒不穩定等症狀的女性，要選擇富含維生素 B 群的食物，如小米、麥片、豆類和瘦肉、牛奶。牛奶中含有的色氨酸，有鎮靜安眠功效；綠葉菜、水果含有豐富的維生素 B 群。這些食品對維持神經系統的功能、促進消化有一定的功用。此外，要少吃鹽（以普通鹽量減半為宜），避免刺激性食品，如酒、咖啡、濃茶、胡椒等。

陰部瘙癢不用慌，神奇妙招來幫忙

陰部瘙癢，灼熱，紅腫脹痛，分泌物多而黃稠有臭味，嘴乾，頭暈腦脹，心煩不寧，大便乾小便黃──這是肝經濕熱下注。

根據五行中「怒傷肝」的道理，本來肝氣應是四通八達的，當人生氣，悶在肚子裡得不到發泄時，肝氣會鬱結而擠塞在一起，久了便化為熱。五行裡肝克脾，脾像一個彈簧，肝是壓在它上面的木塊，木

塊重了，彈簧被壓縮了，也就是脾虛了。脾虛後水濕不能運化，濕與熱抱成一團，對付任督兩脈，導致分泌物多，黏稠有味。這些穢濁的東西浸漬陰部，所以發癢疼痛。熱氣向上走，熏蒸頭部，所以暈頭暈腦。熱擾心神，自然心煩不寧。熱還要耗陰液，所以大便乾，小便黃。

　　瀉肝經濕熱要從穴位和藥物兩方面入手，穴位採用「蠡溝」和「中極」。蠡溝是肝經的絡穴，能疏泄肝經濕熱，是治陰癢的要穴。它在內腳踝上 5 寸，小腿脛骨內側面的中央。中極是任脈的穴位，可以「一穴調四經」；它也是膀胱的募穴，可以「勸導」膀胱把濕熱和小便一起排出去，跟龍膽瀉肝湯的功用一致。

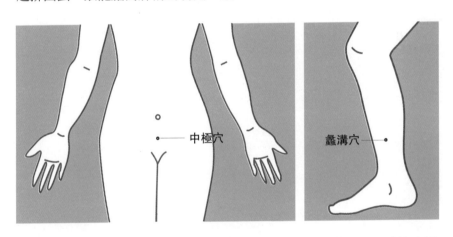

中極穴

蠡溝穴

　　操作方法：把 2 ～ 3 根牙籤或火柴棒並成一束，每天用牙籤尖點刺這兩個穴位 3 分鐘，注意牙籤尖稍微鈍一些，以免刺破皮膚。點刺的刺激量大些，更容易瀉濕熱。

　　中藥要用龍膽瀉肝湯，用龍膽草、柴胡、當歸、炒梔子、黃芩、澤瀉、槁本各 6 克，生地 15 克，車前子 10 克，木通、甘草各 8 克，

使濕熱從小便出。現在也有做好的成藥，龍膽瀉肝丸和龍膽瀉肝顆粒，更方便。還要配合外洗，用蛇床子、地膚子、魚腥草、黃柏各 30 克，川椒 15 克，生貫眾、虎杖、百部、苦參各 20 克，熬水後，上、下午各洗 1 次。外用藥不超過 5 天，就能好轉。而內服湯劑根據症狀加減，持續服用 1 週，成藥要 2 週左右。

　　治肝經濕熱下注的方法還有一個：蓮子薏米煮蚌肉。將蓮子去皮去心，薏米洗乾淨，蚌肉切成薄片，放入砂鍋裡，加水，用小火燉 1 個小時左右即可食用。每天吃一次，7 到 10 天就可康復。

第 11 章 | 舉手投足的真諦：隨時隨地都能做的養生保健大法

看長壽之鄉如皋老人是怎麼搓腳的

　　江蘇如皋是中國沿海地帶唯一的長壽之鄉。與其他長壽之鄉不太一樣的是，如皋的地理位置並不像其他長壽之鄉那樣遠離城市文明，隱藏在崇山峻嶺之中，而是地處長江三角洲城市圈內，與南京、上海等國際大都市比鄰而居，接近蘇杭等旅遊勝地，自然環境非常一般。但是，在如皋的 145 萬人口中，百歲以上的老人有 200 餘人，90 ～ 99 歲的老人有 4000 多人，80 ～ 89 歲的老人已經超過 4 萬，超過國際公認的長壽之鄉標準（每百萬人口中有 75 位百歲老人）一倍多。如皋人如此長壽，是上天垂青還是如皋人養生有方呢？如皋老人在飲食、起居方面確有自己的一套，在這裡介紹一種他們常用的一種養生保健法，那就是搓腳。搓腳似乎大家都會，但是如皋老人卻有自己的方法。

　　如皋老人搓腳一般都是在早晚進行，先將雙手搓熱，再去搓腳心，直到把腳心也搓熱。具體方法有兩種：一種是把兩個腳心相向置於床

上，左手搓右腳心，右手搓左腳心；另一種是用中指或食指指端由腳心向腳趾方向做按摩，每次 100 ～ 200 下，每隔幾天加按一次，最後可達到 500 ～ 1000 次。

他們在搓湧泉穴的時候，一般是沿足心凹陷處上下搓，效果很好。因為腳上反射區很多，按摩反射區及可以治療相應的疾病。如皋老人搓腳還分成「濕搓」和「酒搓」。

濕搓：首先把腳泡到溫水中，直泡到腳發紅，然後左手握住左腳背前部，用右手沿腳心上下搓 100 次，搓到腳心發熱。再用右手握右腳，用左手沿腳心上下搓 100 次，同樣搓到腳心發熱。

酒搓：倒 20 克左右白酒在杯子中，搓腳的時候，手沾一點白酒，再按上述方法搓，酒搓乾了再沾一下，繼續進行，兩腳心各搓 100 次為宜。

如皋老人不喜歡用兩個腳相互乾搓，認為那樣的效果不是很明顯。他們搓腳不受季節的限制，一年四季都搓，但是冬天比較常泡腳

赤腳接地，體健壽歲延

赤腳走路可以將人之陽氣與地之陰氣接通，使得陰陽調和，有益於養生。陽氣與陰氣接通其實是人體與地面接通並釋放身上電荷的過程。人體是個大電容器，只有與地面接通，把身體上的多餘電荷釋放掉，身體機能才不會受到靜電的干擾。幾千年前，我們的祖先幾乎天天赤腳走路，讓人體直接與大地接觸、便於靜電的釋放。我們有時躺在地上就感到輕鬆舒適，可能與此有關。後來人們穿上了鞋，脫離了大地，漸漸破壞了人體的電能平衡。

如今，赤腳走路的防病健身、抗衰老功用逐步被人們所認識，越來越多的公園、私人住宅、房屋走廊中可見到鋪設鵝卵石或碎石的小道，供人們赤腳走路健身。赤腳走在地面上，特別是光滑的鵝卵石、沙礫上，這種天然的按摩，可協調臟腑運行，促進血液循環，對於祛病療疾、強身健體、增強人體的免疫功能有著不可低估的作用。

我們建議，如果準備赤腳鍛鍊，時間以一週 1～2 次為宜，並且路程不要太長。同時注意，在鍛鍊之前應該仔細檢查選擇的路段上有沒有玻璃等容易對腳部造成傷害的雜物。

赤腳接地電，體健壽歲延。赤腳鍛鍊的好處多多，還可以防感冒、哮喘、失眠、健忘、神經衰弱、腸胃病、更年期綜合征、風濕性關節炎等病，對中老年人擔心的動脈硬化、高血壓、心血管疾病都有很好的輔助療效。所以，我們有必要在茶餘飯後，脫掉鞋子在林間小道、或者自家的土路上、鵝卵石小道上走一走。注意不要在雨天或冷天進行，這樣會使腳部受涼致病。你可能覺得赤腳鍛鍊不太雅觀，但千萬不要有這樣的心理障礙，為了健康長壽，該赤腳走就赤腳走。

但是在這裡要提醒老年朋友注意，赤腳走鵝卵石不要過量，這是因為老年人一般都有不同程度的骨關節退行病變和骨質疏鬆，如果在高低不平的卵石路上行走的時候過長，反而會加劇骨質磨損，造成膝關節腫脹和疼痛。所以，走卵石路健身的時間應以早晚各 15 分鐘為宜。

踢打腿肚能有效預防老寒腿、腿腳痠痛和心臟病

老年人最怕的就是老寒腿（膝關節骨性關節炎）、腿腳酸痛和抽筋，有一個簡單有效的辦法能避免這種狀況發生。

有一位老先生，70 歲左右，雖然精神奕奕，心理也很健康，但是腿總是痠麻疼痛，尤其是天冷下雨的時候就更嚴重了，有時候走路都不行。他看過不少醫生，但是效果並不明顯，所以問醫生有什麼辦法能為他解除病痛。醫生告訴他，平時在走路的時候踢打腿肚，能有效緩解這種病症的發生，於是他抱著姑且一試的心態按照醫生的方法做了，過了幾個月，他的老寒腿就好了。

　　中醫學認為：腎藏精，主骨，肝藏血，主筋。老年人容易肝腎不足、筋骨受損、精虧血少，所以風寒濕邪容易侵入，阻滯經絡，流注關節，致關節周圍氣血運行不暢，不通則痛，這種情況，我們稱之「老寒腿」。老寒腿發病比較緩慢，通常有兩側或一側膝關節經常隱痛的現象，活動時加重，休息後會好轉，久坐後關節僵硬加重，活動後會有所減輕，陰天下雨、氣候變涼時症狀加重。另外，有時急性疼痛發作，關節僵硬，活動時有彈響聲。

　　出現老寒腿、關節退變等症狀，雖然是人生新陳代謝不可避免的過程，但膝關節活動受限，會嚴重影響生活，因此，必須加強預防和治療，推遲及掌握發生時間和減輕病痛的程度。經常踢打腿肚是個很有效防治老寒腿的辦法，這是因為腿部肌肉每次收縮時，擠壓出的血量大致相當於心臟每搏排出的血量。所以，患上「老寒腿」的老年人，透過利用晨練步行方法去踢打腿肚肌肉，可以加速腿肚肌肉的收縮能力，繼而迫使血液由腿部動脈血管迅速流淌到各支血管及毛細血管中，使腿部各個組織得到充分營養。長期鍛鍊，可緩解和治療老寒腿、腿腳痠痛、抽筋等老毛病。同時，踢打腿肚迫使腿部靜脈血管血液回流，加速、平衡心臟血液回收能力，對預防各種心臟病也有益處。

踢打腿肚有一套詳細的運動方法，具體操作如下：步行中，先用一條腿支撐地面，另一條腿的腳面依次踢打腿肚的「承筋穴」（窩正中下4寸，腓腸肌腹中央取穴）及「承山穴」（腓腸肌，肌腹下出現交角處取穴），然後交替依次進行，每次運動在80～100次為最佳效果。

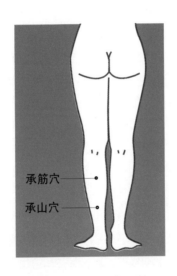

承筋穴

承山穴

　為了更有效地預防老寒腿，老年人還要注意生活規律，重視睡眠和營養，節制飲食，還要防止外傷、過度肥胖、過度勞累，以減輕關節負重，並注意膝關節的保健，及保暖防寒，可配合使用護膝。另外，進行合理的體育鍛鍊，適當運動可以促進關節軟骨更好地吸收營養，並保持關節活動範圍。但值得注意的是，要勞逸結合，切莫因活動過多過量而損害關節。對老寒腿起到防治作用的運動方式很多，比如打太極拳、慢跑、散步、做體操等，可根據自己的條件選用，並持之以恆。在活動中，活動量以身體舒服、略微有汗為適，但貴在堅持。

簡單跺腳健身操，治療多種常見病不再難

養生其實很簡單，只要一些簡單的小動作就行了，正所謂小運動換來大健康，下面的跺腳操不僅能減肥還可以防治多種疾病，不妨試試看，一定能有很好的效果。

健身操的步驟如下：

❶ 雙腳分立與肩同寬，同時提起雙腳腳跟再重重的落地，一上、一下，反覆 100 次，雙膝必須伸直，腳趾稍微彎曲。

❷ 左腿膝蓋彎曲，先向後方踢，再向前方踢，反覆 50 ～ 100 次，然後換成右腳操練（年老體弱者可以單手扶牆進行操練）。

其實雙腳用力跺踏地板也能達到健身的作用，由於腳上有許多經絡，這樣可以幫助振動腳部的經絡。透過腳部的跺踏練習，可以使血氣流通，提高人體的免疫力。

有一個 80 多歲的老先生，平時從不吃什麼營養補品，也不怎麼鍛鍊身體，但是身體特別好，從不生病。問起他的養生秘訣時，他笑著說其實沒什養生辦法，就是沒事跺跺腳，因為知道腳對一個人是非常重要的，就每天堅持跺腳，而且天天泡腳也是自己的必修課。難怪他的身體這麼好，其實健康就寓於生活簡單的細節中。

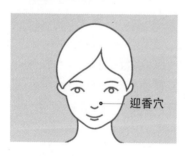

迎香穴

除此之外，還有一套手腳並用的健身操——舉手跺腳運動，可以有效治療感冒。多季天氣寒冷，老人由於肌里不密，容易受風邪侵襲，出現傷風感冒。進行簡單的舉手跺腳運動，同時配合呼吸，有祛除發燒、頭痛、頸肩痠痛、咳嗽等症狀。

健身操的方法：

端坐或盤坐於凳子上，上身保持正直，慢慢用鼻吸氣，然後用右手中指和拇指點按在鼻旁的「迎香穴」(鼻翼外緣旁開 0.5 寸) 上，可引動肺經經氣運行；最後用嘴呼氣，如此反覆進行 50 次。接著將左手高舉過頭頂，掌心向上成仰掌，可使手陽明大腸經經氣由手上達於肺，同時接天之陽氣，促進肺經與大腸經的互為表裡作用，有助於升清氣、降濁氣；與此同時左腳跺地，可以排出體內病濁之氣，舉手跺腳反覆 50 次。

跪膝和叩膝——治膝痛、補肝臟、防脫髮、減肥、調節情緒等的絕妙方法

有些人膝蓋特別容易痛，特別是老年人。為什麼容易痛和磨損呢？其實人的膝蓋是一個關節，如果老做下蹲折疊的動作，就跟軸承一樣會產生磨損。而老年人的氣血沒那麼充足，供給膝蓋的氣血自然就不足，膝蓋又總是處在磨損狀態，所以特別需要氣血這種潤滑油。血氣一缺寒氣就容易進來。在缺血的情況下，去練蹲起、爬山、走遠路，膝蓋只會更磨損。這就是很多中老年人在鍛鍊後膝蓋越來越疼的原因。有些女士一到多天腳就冰涼，也是腿腳氣血不足的表現，這就要把氣血引到膝蓋上去。跪著走，就可以把氣血引到腿上去了，就像為膝蓋這個軸承加了潤滑油，這樣膝蓋就不容易磨損了，也不會再痛了。

這裡要提醒大家注意，如果膝蓋會痛，就不要再繼續爬山、爬樓梯了，這樣會使本來就磨損的膝蓋雪上加霜。解決受磨損的問題，治本才是最好方法，所以，我們得讓它一開始就不磨損。經大量實驗證明，最有效最簡單的方法，就是「跪膝法」。所謂跪膝法就是跪著走，這樣就可以讓氣血輕而易舉地跑上到膝蓋來，而且在跪著走時，腰也在扭動，那麼腎也跟著補了。

有人跪膝可能會非常痛，怎麼辦呢？可以把沙發靠墊或別的軟東西墊在膝下，先跪著別走，等跪兩三天適應了，再跪在床上練習，過兩天再跪行。有個 70 多歲的老太太，她本來不能下蹲、不能正常上廁所，但照醫生所說的去做，十幾天以後就好了。現在她都快 80 歲了，膝蓋一直沒有毛病。如果平時稍微有點兒痛，她馬上就到床上去跪膝，這個方法非常簡單有效。

另外，中醫稱：「膝為筋之府，肝主筋」。所以，跪膝法有益於肝臟；跪膝不但有上面幾種功效，還能有助於減肥，此法對於減大腿上的贅肉最明顯。要想檢驗這個方法靈不靈，可以先拿捲尺測量大腿圍，然後每天跪 20 分鐘，3 週以後再量，絕對有顯著功效。很多人都試過這個方法，效果非常明顯。因為大腿上的贅肉是一堆廢物，不是肌肉，我們要做的就是把新的氣血引過去，讓它把垃圾吸收、排出，所以跪膝能減大腿肥。

練跪膝對於保護眼睛也有很好的療效，如果你的眼睛是 450 度近視，持續每天跪十幾分鐘，不久你的眼鏡度數就可以降 50 度。產生這麼明顯的效果，有什麼醫學原理呢？像上面所說，「膝為筋之府，肝主筋」，練跪膝法養了肝，而膝蓋是筋之會，肝開竅於目，自然有益於眼睛了。

　　叩膝運動就能消除你的焦慮，當你因某種突發事件而焦慮緊張時，不妨借助於叩膝運動。具體方法是：首先兩腳直立，交替踏步，抬高兩膝，同時兩手向前伸直，掌心朝下，然後抬右腿時用右手碰觸膝蓋，左腿時用左手碰觸膝蓋，運動快慢與平時快速步行速度相仿，來回反覆做 50 次。叩膝運動之所以能緩解不良情緒，主要得益於同時刺激手掌與膝部，加上雙腳運動，活絡了全身血液循環。

　　中老年人如果想提高雙膝能力，可以做一下小半蹲操，那麼小半蹲操有什麼技術要領呢？下面我們就來講解一下。首先身體挺直站立，雙手自然下垂或叉腰，然後雙腳雙膝朝前，雙腳腳距保持在 10 釐米左右，大約蹲 10 ～ 30 分鐘即可。為什麼要小半蹲？首先是小半蹲可直接刺激大腿的股四頭肌，增加股四頭肌力量，這是改善腿部功能的重要因素；其次是小半蹲可提高膝關節周邊韌帶的彈性；最後就是小半蹲的刺激會使膝關節中關節液的分泌量加大，當大量的關節液進入關節，能夠潤滑關節並修復關節。每天晚上做一次，對中老年人膝部是一種綜合鍛鍊，可有效地提高雙膝能力。對老年退行性膝關節疾病有非常好的治療和康復作用。

每天敲擊腳底就能解除疲勞，還能提高免疫力

　　有時候也沒必要去尋找穴位，只要每晚臨睡前用拳頭敲擊腳底，不但可以消除一天的疲勞，還能強健身體；這是因為腳底經絡通往人體各器官，透過對腳底的敲擊刺激其他器官，繼而促進全身血液循環，使內臟功能得到增強，全身的精力也恢復了。

讓我們一起來學習正確的腳底敲擊法：以腳掌心為中心，有節奏地進行敲擊，以稍有疼痛感為準。每隻腳分別敲擊 100 次，但是不可用力過度，以免引起出血。

如果在工作、學習、運動、旅行中經常筋疲力盡、不適或有肌肉痠痛等現象，這是由於肌肉疲勞導致了經絡阻塞，經絡阻塞反過來又會加重疲勞，所以最好解除疲勞的方法是敲胃經和按揉「足三里」穴。

除此之外，還可以在早晨或傍晚脫掉鞋襪，將兩腳心朝向太陽曬 20 ～ 30 分鐘，專家稱之為「腳心日光浴」。此法的精妙之處在於讓陽光中的紫外線直射腳心，促進全身代謝，加快血液循環，提升內臟器官的活力，使其功能得到充分發揮。此法有益於補鈣，還對佝僂病、鼻炎、貧血等疾病有很好的療效。凡是實行腳心日光浴的人，夏天不會中暑，也很少感冒。在這裡要提醒各位，不要隔著玻璃曬太陽，因為大部分紫外線會被玻璃所吸收。

有些媽媽想盡各種辦法要給孩子補鈣，其實除了讓孩子多喝大骨湯、牛奶，多吃一些海帶蝦皮之外，還可以讓孩子多曬曬腳心，這是最天然的給孩子補鈣的方式，而且有效。怎麼看孩子缺不缺鈣？如果孩子愛搔頭，同時伴有囟門閉合遲緩、長牙遲緩、不聽話愛哭鬧、不易入睡、出汗多、駝背、O 型腿、肌肉鬆軟無力等症狀時，就是缺鈣。

但如果孩子不缺鈣，卻還是愛搔頭，則說明孩子膽經不通，父母應給孩子按摩膽經。膽經的循行路線是從人的外眼角開始，沿著頭部兩側，順著人體的側面向下，到達腳的小趾和次趾。「膽主決斷」，孩子有事情想不清楚、決斷力不夠的時候，經常會有搔頭的動作。搔的地方正好是膽經經過的地方，這也是孩子在刺激膽經來幫助決斷。

🦶 安步當車是走向健康長壽的不二法門

「安步當車」就是用走路代替搭車。能走就多走，這樣對身體是非常有益的，尤其適合老年人。老年人適當散步，可以達到延年益壽的功用。散步其實還有很多方法和技巧，照著下面的方法做，可以讓散步達到更大的成效，不妨試試看。

❶ **普通散步法**：速度控制 60 ～ 90 步／分鐘，每次 20 ～ 40 分鐘為宜。此方法適合於有冠心病、高血壓、腦溢血後遺症和呼吸系統疾病的老年人。

❷ **快速散步法**：速度控制 90 ～ 120 步／分鐘，每次 30 ～ 60 分鐘為宜。此方法適合於身體健康的老人和有慢性關節炎、胃腸疾病、高血壓病恢復期的患者。

❸ **反臂背向散步法**：即行走時把兩手的手背放在兩側後腰部，緩步背向行走 50 步，然後再向前走 100 步。這樣一倒一前反覆走 5 ～ 10 次。此法適合於有輕微老年癡呆症、神經疾病的患者。

❹ **擺臂散步法**：走路時兩臂前後做較大幅度的擺動。每分鐘行走 60 ～ 90 步。此法適合於有肩周炎、上下肢關節炎、慢性氣管炎、輕度肺氣腫等疾病的老年人。

❺ **摩腹散步法**：步行時兩手旋轉按摩腹部，每分鐘 30 ～ 50 步，每走一步按摩一周，正轉和反轉交替進行，每次散步時間 3 ～ 5 分鐘。此法適合於有腸胃功能紊亂、消化不良等胃腸疾病的老人。

需要注意的是，散步健身必須持之以恆，方能顯效。既可以晨起散步，也可以在每日晚餐後半小時以後去散步。

揉搓大拇趾增強記憶力，揉搓小趾增強計算能力

用雙手抓起大拇趾，做圓形運動，同時搓揉數次，每天持續 5 分鐘便可以提高人的記憶力。因爲大拇趾與胰脾相連，而胰脈又與記憶力相關，所以揉搓大姆趾可以提高記憶力。

性急的人容易焦慮，在這類人身上往往出現肝經的異常壓痛現象，緩解或解決焦慮最有效的辦法，就是按揉大姆趾。肝經起於大姆趾，通至間腦，大姆趾跟間腦的聯繫十分密切，性急的人間腦容易興奮，也就容易引起焦慮，抑制間腦興奮，使腦能量循環恢復正常，因此可以經常對大姆趾進行按揉。

用相同的方法揉搓足小趾便可提高計算能力。因爲小趾與小腦相連，而小腦又與計算能力相關。

另外，對於女性來講，小趾是與子宮和膀胱等器官相連的，而子宮功能不活躍或異常就會造成難產，這個時候要刺激並積極鍛鍊小趾。孕婦要常這麼做，如果把按摩和轉動同時進行，效果會更好。

如果臨時內急又找不到廁所，可以轉動或用手揉搓一下小趾，尿意自然會減輕，因爲小趾是膀胱經的起點，只要刺激這個穴位就可以消除加給膀胱經的壓迫感，轉動或揉搓小趾也有助於預防尿意，這對於從事比賽的運動員，公車上的駕駛、售票員等都有很大的幫助。

踏腳趾就可以消除精神緊張和疲勞

有時你可能因爲某些事情而精神特別緊張，或者感覺精神疲倦，

有一個好辦法能緩解這種精神緊張和疲勞：脫去鞋襪後，用左腳的腳跟，稍微用力輪流踏右腳大拇指到小趾8次。然後交換過來，用右腳的腳跟踏左腳的腳趾。這樣重覆多次，就可以消除精神緊張。因為人的腳趾與大腦和內臟是相連的，而重覆刺激腳趾可以對大腦和內臟起調節的作用，不僅能消除精神緊張和疲勞，還能使全身放鬆。

如果你想精神飽滿地工作，消除因為忙碌帶來的疲倦，可以試試一種簡單易行的下蹲保健法。採取深深地彎腰的姿勢，踮著腳尖下蹲，過二三秒後站起，反覆進行多次。由於伸展了背肌，而且腳底—尤其是大拇指—受到刺激，因此會增加大腦和內臟的功能，消除精神緊張，使人恢復精神。

另外，「騎自行車」也能去疲勞，具體方法是仰臥於床上，令雙腳在空中擺動，然後像踏自行車那樣用雙腳畫圈，同時將腰部儘量挺直。這樣堅持刺激 5 ～ 10 分鐘，可以使全身血液循環加快，腰腿膝蓋處的肌肉得到伸展，繼而消除腳部的疲勞，使全身輕鬆愉快，也加速了全身的血液循環，對於由於循環不暢而引起的疾病如肩周炎、頭痛，達到治療的作用。

如果你懶得「騎自行車」，可以不用枕頭，直接躺在床上，然後將兩腳抬高，高於心臟就好，這種簡單的方法可以使老舊的血液從腿回流，使新鮮血液供應到頭部。這樣會使身體和血管鬆弛，達到緩解疲勞的作用。

最後，用手反覆將腳趾往上扳或往下扳，同時配合按摩第二、三腳趾趾縫間。消化不良及有口臭、便秘的患者，宜順著腳趾的方向按摩，以達到瀉胃火的目的；脾胃虛弱、腹瀉者，可逆著腳趾的方向按摩。

久坐不動的人應常做下蹲運動

很多人因為工作需要，在椅子上一坐就是一天。這種生活細節往往容易被人忽略，但它直接影響著你的健康。因此，不要久坐不動，多蹲蹲更健康。

王先生在一家雜誌社做編輯，他每天的工作就是坐在電腦前編寫稿子。前陣子由於工作量大，常常忙得連廁所都沒有時間去，一坐就是一天。結果最近王先生突然發現自己胖了好幾公斤，而且頸椎經常沒來由地疼痛，最難以啟齒的是，痔瘡突然發作了。這些疼痛把王先生折磨得坐也不是，站也不是，非常痛苦。

其實這些都是久坐不動帶來的後果。久坐者吃完飯後不動，會使攝入的食物聚積於腸胃，加重腸胃負擔。食物中的脂質、澱粉也會由於久坐不動而轉化為脂肪。同時由於身體壓迫，體內靜脈回流受阻，血液循環不暢，容易導致身體內直腸肛管靜脈出現擴張，並且會因血液淤積引發痔瘡。因為缺少頸部運動，久坐者的骨連接處無法產生足夠的黏液而變得乾燥，繼而引發關節炎和頸椎病。

由於要長時間坐在電腦前，人們常常會感覺腰痠背痛，嚴重的還會引起全身肌肉痠痛、脖子僵硬、頭痛頭暈和頸椎疼痛等症狀。久坐不動不是個好習慣，每天應該抽一定時間「蹲一蹲」。

「下蹲法」是一種簡單而有效的健身方法，是一項能夠運動全身的活動。經常練習面壁下蹲，不僅可以增強股四頭肌、臀大肌，而且可以減縮臀腹部脂肪，使下肢富於曲線感，還能擴大胸腔和增強肺活量。面壁下蹲法沒有任何招式，操作簡單、靈活，並且隨時隨地都可以練習，不受時間和地點的任何限制，更不用借助任何器械。它的正

確做法是：兩腳並攏，周身中正，重心放在前腳掌上，含胸收腹，全身放鬆，頭不可後仰、不可傾斜，始終將兩腿並攏，徹底蹲下後再緩緩上起，如此反覆多次。一套操以 30 下為宜，多多益善。

第12章 | 小細節，大健康：
護腳一小步，健康一大步

美女們要切記高跟鞋的美麗後遺症

街上到處都是穿著高跟鞋的美女，這麼多人之所以選擇高跟鞋是因為它可以凸顯窈窕的身材，修飾小腿美麗的線條等，讓自己更有魅力，更富有女人味。但是，女性的「纖纖魅力」背後要承受鮮為人知的巨大壓力：

❶ 拇趾外翻，也就是「大拐腳」。拇指向外的生理傾角超過 13°則可診斷為拇趾外翻，會有明顯的疼痛出現，嚴重者甚至頂起第二趾，如同雞爪。

❷ 小趾內翻。是指足部第五趾向拇指方向彎曲，當超過一定限度時，會感到椎心的疼痛。

❸ 雞眼、胼胝。雞眼是是手足皮膚摩擦後生成的厚繭，由於穿過緊或窄的鞋子，或足骨畸形，使高出的腳趾長期摩擦或受壓，造成氣血運行不暢，肌膚失調而發病。胼胝也稱「老繭」，是由於皮膚反覆

受擠壓和摩擦，表皮組織增生而形成，面積較廣，中央厚邊緣薄，質硬，皮紋明顯。

❹ 嵌甲和甲溝炎。嵌甲也稱 「倒刺」、「甲內生」等，是腳趾甲向肉裡面長，大多數人出現在大拇趾上。如果趾甲的殘角刺入肉裡，紅腫疼痛，即會引起「甲溝炎」。這兩種疾病都與高跟鞋的流行有密切關係。

❺ 蹠骨頭塌陷。當腳跟抬高時，前腳掌就要負擔全身的重量，久之，這個部位的皮膚就會增厚，形成一塊難以消失的「硬節」，一走路就會痛。

❻ 腰膝疼痛。當足跟升高後，人體的中軸線也會前移，腰部和膝部的受力也相應發生變化，穿著時間一長，腰部和膝部就會出現難以名狀的苦楚。

看到這麼多關於高跟鞋的健康隱患，妳還敢向它挑戰嗎？其實，我們可以做一些運動以減輕這些危害。

高跟鞋美女們的自救方法是立即做反向的伸展活動，這個動作能夠撐住背部、臀部等部位，能使肌肉輕柔地伸展，促使血液暢通，排除體內廢物。

❶ **休息時伸展運動**。此時的身體處於極其放鬆的狀態，這是調節全身、運動肌肉的最佳時段。取放鬆的立姿，一手緊握椅子靠背。骨盆稍向前移，略屈膝。肩膀放鬆並保持挺直，將重心移向腳跟。保持這姿勢 40 秒鐘，然後休息一分鐘，左右重覆練習 5 次。晚上將雙腿向上抬高 10 分鐘、然後在原地散步幾分鐘。或者身體站直，腳張開與肩膀同寬，右手向身體左側彎，重覆做 4 次後再換另一側。用力時吐氣、放鬆時吸氣，這有助於舒筋活絡。

❷ 上班時的伸展運動。久坐不動或者是疊腿坐姿（即「二郎腿」）必使大腿肌肉呈現縮短狀態，由此引起肌肉痙攣和背部疼痛。所以愛穿高跟鞋又總是久坐不動、或者愛翹起「二郎腿」的美女們適合練習以下有助於肌肉恢復平衡的運動：

採取挺直坐姿，兩腿儘量叉開，直至從大腿內側至足部的肌肉出現輕微的緊張感覺為止。此時腳尖應放鬆。雙手靠近臀部，掌心緊貼椅面並向下施壓，直至脊椎完全挺直為止。雙目注視前方。保持這種緊繃狀態 40～60 秒鐘。全身重新放鬆。重覆練習 3～5 次。

❸ 奔波時伸展運動。在外奔波，小腿肚最受罪，繼而引起腿部勞累或夜間痙攣。取弓步姿勢，一腿前，一腿後，前腿放鬆，後腿伸直，雙腳保持平行，上身稍向前彎曲，但背部保持挺直。後腿的腳跟緊踏地面 40 秒鐘。休息一分鐘，然後重覆上述練習，做 5 次。換腿再做 5 次。

❹ 注意走姿。除了上面的運動補救方法外，還應該注意走路的姿勢。腳尖往前伸直，著地時讓膝蓋保持彈性地走路，臀部夾緊、上半身挺直。這樣可以避免壓力分佈不均，繼而改善腿部、足部浮腫的現象，促進血液及淋巴腺的循環，遠離腿部痠痛。

應該怎麼選腳的保姆——鞋子

談及腳的保健，我們不能不提到腳的保姆——鞋子。穿鞋是否科學、衛生，對腳的影響是非常大的。腳在 28～30℃之間感覺最舒服，低於這個溫度就會影響到血液循環。腳的皮膚在鞋子中的濕氣散發量約 20～30 克 /12 小時，為了使出汗達到調節溫度的作用，就要使鞋內的濕氣儘快透散出去，否則腳會受涼，易感風寒而引起足部疾病。

對於年輕女性來說，適度穿著高跟鞋可以達到保健的作用，因為後腿適當墊高，改變了從下肢向上傳導的衝力方向，緩衝由於走路、跑、跳等對顱腦所產生的振盪；但是後跟墊得太高也會使人體的重心與一些關節的穩定性產生變化，易造成急性或慢性的損傷和腰痛，理想的鞋跟高度以不超過 3 釐米為宜。

中年人以穿旅遊鞋、健身鞋為佳，它們具有輕、軟的特點，一般不超過 500 克。據有關資料表明，一個體重 50 公斤的人，每天腳上所承受的累積總壓力達數百噸。因此，鞋子輕，相對來說累積的總壓力則減少。

對於運動員來說，鞋子的設計與獲得成績的優劣有一定的關係。據資料記載，打破短跑世界紀錄的劉易斯，在奧運會 100 米、200 米、跳遠和 400 米接力賽中，所穿的跑鞋，都是根據不同的場地而分別專門設計的，這些鞋子有一個突出的特點，便是「輕」──跑鞋的鞋釘是用輕陶瓷製成的，代替了傳統的鐵釘。同時，陶瓷釘不怕磨損，釘子周圍也不用任何附屬物，是一次成型直接附著於鞋底的，因此，跑起來腳的重量就大大減輕，且加強了鞋底的彈性，也有助於速度的提高。

另外，可以適時地使用人字拖，因為在穿人字拖走路的時候，大姆趾和第二趾會緊緊地夾住拖鞋的帶子，因此這兩個腳趾就會受到刺激，因為這兩個腳趾與肝臟、胃和胰臟有著密切關係，所以刺激它們有利於增強內臟器官的功能。但是長期穿著人字拖可能導致小腿脛骨和關節疼痛，有可能會引發足底筋膜炎，所以絕不可過度倚賴人字拖。

醫學上認為，右扁平足表示肝、膽可能有障礙，左扁平足提示可能有心臟異常或頸部疼痛綜合征，這是因為正常人體生理解剖的足弓生理彎度，是可以支撐人體平衡的，一旦正常足弓的生理彎度遭到破壞變

形，支撐人體平衡的力度就要重新分配，這種平衡被打破後，人體運動就會發生異常，繼而引起內臟的某些功能下降。所以孩子的父母一定要矯正孩子的扁平足，可使用矯正鞋墊配合矯正鞋，誘導足弓的發育。

襪子勒得太緊可能也是致病因素

平時我們在穿襪子的時候並不會太注意過襪口是不是勒得過緊，可是襪口勒得太緊也可能會造成身體的傷害。這是因為襪口一般正好勒在「三陰交」上，長久下來，男性可能會造成肝腎陽虛不足，女性可能導致月經不調。

還有患有心血管病的患者最好不要穿襪口緊的襪子，這是因為心血管病患容易出現下肢水腫，如果襪口過緊會阻礙小腿和腳部的血液循環，加重水腫。

有時候感覺腳發涼，這很可能也是襪口太緊的緣故，是由動脈血液沒有及時傳送到腳部，導致腳局部的新陳代謝降低造成的。此外，襪口太緊，還會導致腳部皮膚角質層增厚，變得乾燥、粗糙，長時間還可能誘發雞眼。

中老年人通常都有不同程度的高血脂、動脈硬化症狀，襪口太緊會對腳踝局部的壓迫過度，繼而可能導致血壓增高，嚴重者甚至誘發心臟病。糖尿病患者的下肢及足部常存在不同程度的血液循環不良，襪口過緊無異於雪上加霜，容易誘發或加重糖尿病。所以在選擇襪子時，除了注意其質地、尺寸外，更應看襪口的鬆緊是否合適。

已經買回來的襪子，如果襪口過緊，不妨借助蒸汽熨斗給襪口迅速

「增肥」：先用捲尺量一下腳踝處的周長，然後找一塊寬度適中的廢棄硬紙盒，將襪口撐起，再根據襪子的質地，設置電熨斗的溫度，在兩面的襪口處輕輕各熨一下，這樣，原本過緊的襪口就寬鬆很多了。

可見生活中的每個細節都跟健康息息相關，哪怕小小的一雙襪子穿得不對，也會對我們的身體造成不良影響，所以為了健康，我們必須處處注意生活的細節，這樣健康才能長伴我們左右。

正確的走路姿勢就能護腳又護腿

在身體部位中，腳掌骨骼數量最多，幾乎占全身總數的 1/4，腳掌骨骼繞著足弓，形成三道拱形結構，即橫拱、外側拱和內側拱。這種結構用以支撐人體的重量，以及應付站立、走路、跑步、爬梯等活動，可見雙腳對我們的重要。我們每跨出一步，腳掌所要承受的衝擊力將是體重的 1.5～2 倍，因此，保護雙腳要從培養正確的走路姿勢做起。

走路時，人體中心的移動應該是從後跟經過外側線、再回到腳尖，所以我們正確的走路方式也應如此。走路方式不正確的人，往往都是用腳的外側蹬地，這樣走路膝蓋負擔會增大，長期如此很容易造成 O 型腿。另外，如果膝蓋受到的影響很嚴重的話，到了老年時期極有可能導致無法行走的狀況。正確的走路方式，能帶動大腿內側用力，這樣不但有利於減輕膝蓋的負擔，而且可避免足部、腿部受傷。

為了能減輕全身重量對腳的衝擊力，我們可以用腳拇指走路。經常以這種方式走路，就能夠改善腳部問題。什麼走路方式才是正確的走路姿勢呢？下面我們一起來學習一下。

❶ 先邁出去的腳腳跟先落地，然後用力踩下，腳趾尖正對前方，切記不要走外八字或內八字。腳跟先落地是要點，這樣才能走得更平穩，身體重心移動更順暢。

❷ 比較晚出發的那隻腳，重心應落於腳拇趾，並用力蹬地。這種走路方式能夠充分利用足弓，使雙腳不容易感覺疲勞，雙腿也不會痠，並且還能改善身體傾斜、腳拇趾外翻的問題。

❸ 走路時，可以充分用胳膊來調節平衡，隨著步伐的節奏適當地前後擺動，使全身處在平衡狀態。

「春捂」的重點在於腿和腳

古代醫家都強調「春捂」，就是「春不忙減衣」。從中醫理論角度來說，「春捂」不僅是順應陽氣生發的養生需要，而且也是預防疾病的自我保健良方。那麼，「春捂」應該捂哪裡呢？重點就是腿和腳。人體下半部——尤其是腳部血液循環能力要比上身差，容易遭到風寒入侵，特別是老弱病殘者，如果不注意保暖，很容易導致關節病、心血管疾病等，所以應注意下半身的保暖。

「春捂」的方法很簡單，但有一些細節講究需要注意：

❶ **把握時機：提前兩天作預備抵擋寒流**

專家發現，由於氣溫變化大，人體對氣溫變化不適應，導致許多疾病的發病高峰，都與寒流來臨和降溫持續的時間緊密相連。流行性感冒、消化不良、青光眼、心肌梗塞、中風等常見疾病，在寒流過境時

也會驟然增加。所以，選擇「捂」的最佳時機，應該在寒流到來前兩天。

❷ 把握氣溫：讓「春捂」有個臨界溫度

研究表明，體魄強健、抵抗力強的人與老年人及體弱多病的人會對臨界溫度的感受略有不同；對多數老年人、體弱多病的人來說，平均氣溫 15℃ 可以視為捂與不捂的臨界溫度，15℃ 以上就不用捂腳了。

❸ 注意溫差：讓溫差給提醒「春捂」

通常，春天的天氣變化無常，早晚氣候溫差比較大，經研究表明，人體適應溫度變化不能超過 8℃，所以，日夜溫差大於 8℃ 時是春捂的信號。

❹ 持續時間：春捂 1、2 週恰到好處

隨著氣溫回升，我們「捂」著的衣服也總要減少。但千萬別「減」出病來，醫學家發現，氣溫回升後，通常還必須得再捂 7 天左右，體弱者或高齡老人得捂 14 天以上，在此過程中，讓身體慢慢適應過來。

🦶 夏季不要用涼水沖腳，否則會惹病上身

夏日炎炎之時，人們總喜歡用涼水沖洗雙腳，讓雙腳也涼爽一下。有的人用涼水沖腳以後，還用電扇吹乾才把鞋穿上。殊不知，夏天經常用涼水沖腳有損健康。

俗語「寒從腳下起」是有一定道理的。我們都知道人的雙腳有很多穴位，幾乎占全身穴位的 1/10。人的腳是血管分支的最遠端末梢部位；腳的脂肪層較薄，保溫性差；腳底是全身溫度最低的部位，極易受涼。若夏天經常用涼水沖腳，可能會因腳受涼遇寒，而引起各種疾病。

此外，因腳底的汗腺較為發達，突然用涼水沖腳，會使毛孔驟然關閉阻塞，時間長了會引起排汗機能障礙。特別是腳上的感覺神經末梢受涼水刺激後，正常運轉的血管組織劇烈收縮，日久會導致舒張功能失調，誘發關節炎、風濕病等。光腳在涼爽的空調房內長時間逗留，也可能對身體造成同樣的危害。

女性在月經期間更應注意腳的「保暖」。因為此時女性的骨盆腔會明顯充血，大腦皮層的興奮性降低，人體的抵抗能力相應減弱。倘若讓雙腳受涼，寒冷刺激會反射性地引起子宮、骨盆腔內血管的痙攣收縮，繼而引發痛經、停經等婦科疾病。

看明星們如何「足」夠完美

妳關注過自己的足跡嗎？這裡當然不是要妳回憶到過哪些地方，而是要提醒懂得享受健康與完美的妳，一雙健康而玲瓏纖巧的玉足對於女孩子來說是多麼的重要。

明星們都很注重自己的健康、美麗細節，從頭到腳都不會忽視。看看明星們是怎麼護足的，或許可以學學她們，因為護理腳部不僅是為了美麗，更是為了健康。

美腳護腳行動，是所有美女明星都不會輕視的。林志玲不僅僅有張漂亮的臉蛋，還擁有修長美腿。她非常注重腳的保養與護理，把腳當作一個女人重視不重視保養的標準，可知護腳在她心目中的地位。林志玲在睡前，都會花很多時間，仔細地在趾間塗上厚厚一層護膚品，然後穿上厚厚的棉襪來進行保養。

有「美容大王」之稱的大Ｓ，也從來不忽視腳部護理。大Ｓ護理腳部有自己一套獨特的方法，把腳的皮膚保養得像嬰兒般細嫩，每隔一段時間，都會用腳銼來清磨掉腳掌、腳底和後跟部位的死皮，然後塗上護腳霜並穿上純棉襪子。此獨特的方法，除了自己享用外，還經常督促妹妹小Ｓ及好友范曉萱、范瑋琪等進行腳部護理，即使她們聚會，也會不忘交流護足經驗。

美女吳佩慈對腳也疼愛有加，其方法與大Ｓ大致相同。國外美女明星也一樣很注重對腳的護理，韓國美女金喜善情有獨鍾的護腳配方，就是將海鹽與橄欖油以2：1的比例調配，然後充分按摩腳各個部位，再用毛巾擦乾。

從上面美女明星的護腳秘方來看，對於腳的護理，她們的經驗無非是：泡、磨、塗、包。其實護腳並沒有我們想象中那麼麻煩，晚上在家裡看著電視時都可以輕鬆完成，做完全套也只花30分鐘，其中像磨腳也不需要天天磨，一週一次就夠了，其他項目也只需要十來分鐘。如果妳實在懶得動，那功夫還可以少一些，在每天洗完澡後，給腳抹上保養霜，然後穿上薄棉襪直到第二天睡醒，長久下來，健康和美麗是會回報妳的。

精油泡腳按摩方讓女人知「足」常樂

人體的腳部彙集著6條經脈的66個穴位，並有多個與內臟器官連接的神經反應點，被稱為人的「第二心臟」。時尚女性一般都偏愛高

跟鞋，因為它讓女性的雙腿顯得修長，襯托出女性的美妙氣質。但不容
小覷的是高跟鞋給女性的腳帶來的壓迫和傷害。因此，足部的保養非常
重要，精油能有效促進腳部血液循環，緩解腳部疲勞，改善腳部病症。

🌿 **適用精油**：薰衣草、薑、茶樹、檸檬、薄荷、迷迭香、萬壽菊、
　　　　　　百里香、天竺葵、鼠尾草、尤加利、乳香、杜松。

按摩配方：薰衣草 2 滴＋薄荷 2 滴＋迷迭香 2 滴＋荷荷芭油 10ml

使用方法：

❶ **泡腳**：取任意精油 3 ～ 5 滴，滴入溫水中，水溫保持在 38 ～
40℃。尤加利、茶樹精油有殺菌消炎的作用，薰衣草、乳香等精
油能活血鬆弛，改善足部疲勞；杜松、檀香則能鎮靜心緒，根據
不同的需求選擇不同的精油。

❷ **按摩**：清潔腳部，取按摩精油 3 ～ 5 滴均勻地塗抹在足底、腳
面和腳踝處，輕柔地按摩直至全部吸收。反覆 5 次效果更好。

🦶 冬季「貴」足保養秘方不容錯過

　　我們都知道多天比較乾燥，肌膚由於缺水導致粗糙，特別是雙腳。
由於腳部皮膚角質層變厚、變粗，皮膚產生脫皮等現象，這時腳部的
美容就顯得重要了。借助每日徹底清洗、定期去角質，可促進血液循
環的滋養潤澤按摩，讓妳可在最短的時間，擁有最迷人的冬季貴足。

❶ 泡香澡泡出貴「足」

泡澡是一種很好的身體保養、身體護理的方式。在泡澡過程中，可在浴缸內放入花瓣或可促進血液循環的產品，如：精油或檸檬切片等，有軟化粗厚的角質層和除臭的功效。

❷ 去角質可用小工具輔助

磨砂膏、浮石都有去角質功用，因此在我們洗完澡之後，在腳的部位充分塗上專用角質霜然後用輔助工具進行按摩，可讓角質去除更方便、更徹底。

❸ 乳霜，滋養潤澤雙腳好幫手

最常用乳霜的季節，莫過於冬季。乳霜大都具有保溫、美白、滋潤等功效，可選用具有濕潤功效的乳霜，在腳的各部位塗上，然後輕輕按摩，讓腳完全吸收，這樣可軟化足部、活化經絡雙腳，促進血液循環，讓雙腳美麗起來。

失眠時，請給腳一個舒服的「枕頭」

工作中經常需要站立的人，腿部容易浮腫，痠痛，有時候嚴重得讓人無法睡覺，其實這個問題很好解決，就是給腳一個舒服的枕頭。

由於重力的影響，體液容易向低處集中。雖然躺下的時候，腳已經不像站立的時候那麼容易積聚體液，但積聚在腳部的體液還是不容易回流到心臟，這個時候妳可以給腳做個枕頭，可以用靠枕或者坐墊，墊在腳下，枕頭的高度控制在 10 ~ 15 釐米，不能太高，因為腿太高

也會使人難以入睡。此外，如果腿的位置高過臉的話，會使臉變得浮腫。只要腳置於比心臟略高的位置就可以使體液容易流回心臟，腿部也不會浮腫和痠痛了。

第13章｜給自己的健康把把脈：
你的健康，兩腳最清楚

讓五個腳趾告訴你身體狀況

◆讓拇指告訴你肝功能的強弱

在中醫看來，肝經是從大拇趾開始的，所以大拇趾代表了肝臟，與肝有關的疾病全部都和它有關係。肝經負擔太重的時候，大拇趾就會彎曲；身體疲倦或肝功能差的時候，大拇趾就會顯得柔軟腫脹。這一般是精力不足或胃內空氣堆積所致。

「肝臟爲中極」，肝臟和腎臟並列處於重要的地位，肝、腎一旦發現病症，病情必然很嚴重。雖說自我診斷有不準確之處，但是經常觀察大拇趾，則可能避免延誤肝腎疾病的醫治。

另外，大拇趾也代表頭部，拇趾內側爲頭的中央，外側有幾處則形成頭的側面，如果在大拇趾上出現痣或類似的東西，則通常是腦部發生異常的前兆，這就是所謂的「足心道」，拇趾基底部的頭部反射區是治療頭痛、肩周炎、脖子僵硬等疾病的關鍵所在。

◆ **要知胃部健康，第二趾來幫忙**

因爲胃經是從第二腳趾開始的，所以第二腳趾與胃有很大的關係，並能顯示胃部的健康狀況。身體虛弱的時候，此腳趾端柔軟腫脹、多皺紋，呈萎縮、彎曲狀。這些狀況大都是與胃有關聯的某些疾患所表現出來的徵兆。二腳趾上下躍出時，往往是食欲異常的徵兆：往下躍出，大多是無食欲；往上躍出是食欲過盛。

一般認爲第二趾有中和毒物的作用：食物中毒的時候，將第二趾的趾根梢下附近仔細揉搓，非常有效，這項急救措施自古即廣人所知。此趾和拇趾同樣堅硬的時候，請注意癌症等疾病的隱患，另外，頭痛時刺激胃經也常常能見效。

◆ **胃的另一扇窗戶—第三趾**

胃經起於第二趾和第三趾之間，因受第二趾的影響，第三趾也可能影響到胃功能。將第三趾好好地揉搓，就可以促進循環系統的功能，可以使因關節炎、風濕和心臟病所引起的心臟衰弱、悸動和心律不齊有所好轉，和瑜珈具有相同的功效。

◆ **第四趾膽經的出處**

第四趾爲膽經的出處，是支配膽囊的地方。所以看第四趾就可以看出膽的健康狀況。如果此趾無力，呈柔軟腫脹狀，則可見膽經異常。若此處變弱，人就會疲軟慵懶、急躁不安，就會偏好油脂多和酸的食物，易患和排便有關的諸如腹瀉、便秘、或是痔瘡等疾病，或是和膽汁有關的膽結石、膽囊炎等。

另外，也會出現聲音增高、發音不清楚，或兩眼無神、睡眼惺忪等症狀，並會對和肝臟有密切關係的神經產生不良的影響。

若此腳趾出現淤血、有痣或類似的東西，可視作腦內部發生障礙的徵兆。

在這裡告訴大家一個小竅門：如果在跑步或游泳的時候腳部肌肉突然發生痙攣，要好好地揉搓、按摩此趾，可以有效治癒腳部的肌肉痙攣，不可慌張地亂敲亂打。中醫理論中有「肝膽掌管」的說法，游泳前最好養成充分揉搓拇趾和第四趾的習慣，可有效防止腳部肌肉痙攣。

◆ 何說小趾象徵著未來

小趾是膀胱經經過的地方，在陰陽五行中屬於水，對於和水、液體有關的全部物質關係密切，有非常強的影響力。

過了中年，小趾堅硬或彎曲變形時，務必慎防白內障、青光眼、眼睛疲勞、癌症、腦軟化症等，因血液循環轉惡的緣故，女性容易流產、患畏寒症。

這個小趾虛弱時，容易引起自律神經異常。小趾結實的人性欲較強，但是如果小趾和拇指都脹滿時，則必須注意是否性欲亢進和有糖尿病，相反，小趾虛弱的人其性欲也較弱，且多爲性情較陰沈的人。小趾虛弱的女性多患性冷感症。

小趾和妊娠有關，經常按摩小趾有利於順產，如果小趾彎曲歪斜時，則應考慮子宮的異常。

◆ 腳趾頂部彎曲，易患頭暈頭痛

有些人穿鞋的時候腳趾彎曲著，使趾端著地，且有雞眼或繭，外觀不圓滑而被壓平，有這現象的人，大多有頭暈頭痛的症狀；拇指第二趾壓住，額竇反射區形成尖狀，也會有頭暈頭痛的症狀。五個趾腹如果有像針刺過的出血點，若不是外傷，則要考慮大腦的毛病，多見於腦血管脆弱，有出血的可能。另外，有人認爲透過檢查額竇可以判斷人的睡眠情況和疲勞程度：檢查時，如果第三趾額竇痛，則可能爲一度（輕度）疲勞和失眠；如果同時第四趾額竇痛，則爲二度疲勞和失眠；如果第二趾額竇也痛，則爲三度疲勞和失眠；如果第二、三、四、

五趾額竇都痛，為四度（重度）疲勞和失眠，此時患者睡眠品質非常不好，極易疲勞。如果患者自感周身不適，像感冒但不發燒，則先查一下拇趾額竇，如果痛，再查甲狀腺及上、下身淋巴腺，如果皆有痛感，則可診斷為「長期免疫力低下」。

🦶 腳掌腫脹可能是你的心、腎出了毛病

腳掌與手掌一樣，是血液循環的最末端部分，最能顯示心臟和血循環的功能和狀況。實際上，腳掌比手掌更容易顯示出毛病，因為它更遠離心臟，並且長期承受壓力，所以體內有任何毛病，都會從這裡顯示出異常現象，提供診斷上的依據。

大多數心臟毛病都會有腳腫的先兆，它的特點是腫脹先從腳趾開始，隨著病變的惡化，逐漸向腳踝延伸。如果不及時注意，當延至小腿才發現時，往往心臟毛病已經很嚴重了。

有人早上穿鞋子的時候感覺十分緊，這是腳掌腫大，因為一般人經整夜的平臥休息，早上腳掌應該是狀況最佳的時候，不應該有腫脹，如果出現腫脹，應該請醫生及早進行心臟檢查。

腎病也會出現腳掌腫脹，只是它和上述心臟毛病正好相反，不是從末端開始的。

上述兩種腫脹，都是雙腳同時出現，如果只出現一側腳掌，應不是心腎問題，可能是腳靜脈血栓，造成靜脈回流受阻所致。

如果腳掌或全足腫大，皮膚粗糙增厚，表面起皺折，粗如皮革者，應該小心檢查是否是寄生蟲引起淋巴回流受阻所致。

養生先養腳

　　有些人的一隻腳比另一隻腳粗大，如果是先天性的，並非毛病；倘若並非先天性，但長期出現，而沒有其他任何徵象，也不會惡化和嚴重者，是什麼毛病呢？如果是右腳大，面色紫暗者，可能是右腎有毛病；左腳大的人，如果面色正常或紅潤，表示左腎有毛病。

　　腳踝部腫脹是預示什麼疾病呢？一般情況下踝部腫脹分為單側與雙側踝部腫脹，可能由以下兩種疾病引起：

　　由類風濕性關節炎引起的踝部腫脹多見於女性，常多多關節病變，呈遊走性，好發於手、足等小關節。急性發作時，關節疼痛腫脹明顯而不能活動。

　　踝部疼痛並腫脹，有時疼痛出現在一側，該側小腿部有腫脹及壓痛感。老弱者易患此病，起病初期僅有足踝部水腫，小腿後疼痛，壓小腿肌肉的兩側可引起小腿劇烈疼痛。上述症狀多由深靜脈血栓形成。

🦶 不同的足型，顯示不同的身體健康狀況

　　在日常生活中，我們通常可以透過足型來判斷身體健康狀況，不同的足型表示身體健康問題以及所遇到的疾病。

❶ 正常足型。正常足型的特徵有：足背曲線柔和且豐滿，足背光滑，足弓無異常，弧度匀美；趾頭圓潤，足趾整齊柔軟並具有彈性，且足趾間沒有足癬；趾甲光亮透明，且顏色紅潤；足掌前部、外沿、跟部掌墊規整，沒有異常增厚或軟薄。正常足型是精力充沛的象徵。

❷ 實型足。實型足的特徵有：五足趾均向中間靠攏，拇指有些外傾，且弧度適當及緊並第二趾。足趾間無足癬，掌墊、足弓、趾甲均無異常，足部實質形狀變化無異常。具有實型足特徵的人，表示身體抗病能力

強，多見於輕體力勞動者。

❸ **散型足**。散型足的特徵有：五趾向外散開且不能併合，足部整體偏瘦小，趾甲泛白，透明度不足，足彈性較差，掌弓下陷，掌墊擴大。具有散型足特徵的人，多預示身體抵抗力差，易患病，特別是易感冒。

❹ **鼓型足**。鼓型足的特徵有：足呈鈍梭型，足部較大，足趾較短，足趾間較窄，二趾凸出，各趾明顯都向心歪斜，趾甲不透明，甲下色不均勻，足中部鼓且寬。具有鼓型足特徵的人，多見於慢性腎病、泌尿生殖系統病變和神經系統病變等患者。

❺ **枯型足**。枯型足的特徵有：足部皮膚乾燥、粗糙，骨形相對凸出，趾甲呈暗淡、甚至趾甲產生折皺或重甲。具有枯型足的人，表示吸收不良，多見於腦力勞動過度或房勞過度、損傷緊精者。

❻ **翹型足**。翹型足的特徵有：大拇趾有些上翹，其餘四趾均向下扣，足背清晰可見青色血管浮露，趾甲較厚而暗淡，足大拇趾下掌墊加厚。具有翹型足的特徵的人，多見於腦力勞動者和性生活無度之人，常伴有頭暈、腰痛、視疲勞、記憶力減退等。

🦶 腳部的色澤變化反映了不同的疾病

腳部的色澤可以反映一個人身上患有什麼疾病，可分成腳掌和腳趾兩部分來判斷。

◆ **從腳掌的色澤辨健康**

平時注意一下腳掌的顏色，如果有什麼異常就要多留意，例如蒼白者虛寒症、血虛症居多；紅赤者實熱症、炎症居多；黃色者濕症、脾病居多；黑色者為疼痛、淤血及腫瘤；青色者為中風先兆或手足拘攣病。

根據中醫望診理論，我們可以從下列色澤診斷健康狀況。

正常的腳掌白裡透紅。

若腳掌色青，表示肝有問題。多為氣滯、血淤或外傷、靜脈曲張。

若腳掌色赤，表示心有問題。多為血質體質，發燒的時候也可能出現。

若腳掌色黃，表示脾有問題。肝炎，濕熱多見。

若腳掌蒼白，表示肺有問題。多見於肺氣虛的病人。

若腳掌色黑，表示腎有問題。多見於脈管炎。腳掌色黑，起初多為足趾發黑，即足趾的皮膚或深及肌肉發黑的症狀，輕則為深紅色、重則紫黑色，破後成潰瘍，乾者無滲水，濕者滲出汗血水，疼痛劇烈，奇臭難聞。

◆ 從腳趾的色澤辨健康

健康人的趾甲呈粉紅色，表面平滑，有光澤，半透明，甲根有半月形的甲弧，在陽光的照耀下，能閃耀光輝。

趾甲蒼白可能是貧血，趾甲灰白可能是甲癬，半紅半白可能是腎病。心血管病人的趾甲呈現青色。黃甲可見於腎病綜合征、甲狀腺機能減退、黃疸型肝炎等。紫甲往往是心肺有病的徵象。藍甲與黑甲可能是甲溝炎或者服用了某些藥物造成的。趾甲橫貫白色線條，要小心砷、鉛中毒，糙皮病或慢性腎病。趾甲呈湯匙形，醫學上稱為結核趾甲。這種人易患結核病，也見於鉤蟲病、甲狀腺功能亢進、甲癬等。趾甲增厚，可能患有肺心病、牛皮癬、麻瘋、梅毒、外因性淤血等病。

有些中醫能夠從趾甲上的一些徵狀，診斷出骨寶炎、慢性膽囊炎和頸椎肥大等，準確率相當高。其實趾甲能用以診斷疾病，但也可能產生疾病，因此在平時必須經常清洗趾甲，修剪趾甲，修剪的時候趾甲應該留出 1～2 毫米，這樣既可避免甲縫裡藏垢，又可以保護趾甲前面的皮膚。

🦶 足姿的變化雖微小，但隱藏的健康學問卻很大

身體健康資訊不僅可以從足型、足色的變化中得知，也完全可以從足姿中看出。足姿的變化雖然微小，卻大有學問。因此，平時要多留心自己的足姿，體會一下其中的奧妙。

❶ 健康足姿

兩腳大小差別不大，走路時兩腳持重一致，跨度相等，起足時先提足眼，落地時足跟先著地，兩腳平正；俯臥時，兩腳尖向內側傾；仰臥時，兩腳尖向外，呈 60°角分開。雙足長度差別不大。雙足長度不一，懸殊過大者易反覆感冒，或患有胃病，女性則易發生痛經。

❷ 足尖左向姿

俯臥時，雙足尖向左傾斜者，為心臟有病的表現，且為左心有病。有時也可能是左腿有病，但左腿有病的人同時會有面色紅的特徵。

❸ 足尖右向姿

俯臥時，雙足尖向右傾斜者，為右側腎臟有病，或心臟功能不好，這類人容易患頸部淋巴結核，且面色常灰暗無光。

❹ 腳腕轉動困難

腳腕的粗細不一，甚至腳腕向內、向左轉動不靈活者，易患上腎病。如左腳腕粗，且轉動不靈活，可能是左側腎臟不好，如右腳腕轉動不靈活，則有可能是右側腎臟不好。

❺ 單腳外轉型

仰臥時，只有一隻腳向外側傾，這種人同側的腋下淋巴腺易腫脹。

❻ 屈膝直立平放足

喜歡採取仰臥、屈膝，將腳掌平放在床上睡姿的人，可能患有消

化道疾病。

⑦ 腳掌不能合攏

　　仰臥，將兩足心對稱合在一起，足尖對足尖，足跟對足跟，掌心合攏。有專家認為不能合攏的婦女易患上子宮肌瘤、子宮癌、痛經、子宮移位、難產、不孕、性功能減退及其它子宮、卵巢、輸卵管疾病。

🦶 告別步態異常，走近健康

　　在大街上經常看到有人走路異常，可能說明了一些疾病正在吞噬著身體的健康。大家應學會從步態上看出疾病的影子，儘早發現疾病的信號。

　　如果一個人走路像鴨子一樣，步行時挺腰，腹部前挺而軀幹後仰，臀部左右搖擺，這是營養不良的徵狀。

　　如果一個人走路時東倒西歪，重心不穩，猶如醉漢，這是由於小腦疾病、酒精中毒等因素導致身體平衡功能下降的結果。

　　如果一個人向前走時總是向病側傾斜，此為前庭病變的步態，見於前庭神經細胞炎。

　　如果一個人在走路時出現兩腳向內交叉，狀如剪刀，兩膝相碰，步幅短小，足尖常踏地而行的情況，常為腦部疾患所致，是大腦性癱瘓或脊髓疾病引起的不全癱瘓的一種表現。

　　如果一個人走路時身體前傾，起步動作緩慢，落地如踩腳，呈小碎步樣，後逐步加快，頭與軀幹前屈，膝關節稍屈曲，缺乏上肢的動作協調，似前衝狀態，難於立即止步，其狀如逃跑，這是帕金森氏症或其他原因引起的，以瀰漫性腦動脈硬化為特徵的疾病表現。

步行時病側上肢屈曲，大腿與小腿均伸直，擺動動作消失，患腳向外拋，呈畫圓弧狀，行走困難，常見於腦血栓、腦出血等中風病症。

如果一個人步行時雙目注視地面，步幅寬大，舉足過高，踏地有聲，自覺兩腳落地如踩在棉花上，行走困難或不能行走，這多為脊髓疾病所致。

有人因下肢無力，足尖垂下，因而走路時為使足尖離地必須抬高下肢，猶如涉水狀，這是患多發性神經炎的表徵。

外八字步是指站立時兩下肢輕度外旋，雙足不能完全並攏，呈外八字，行走蹣跚，尤其快走或跑步時，則呈跳躍狀，酷似卓別林步態，看上去很滑稽，此症狀多由長期肌肉注射導致臀肌攣縮症引起。

病理反應現象及反應物自我檢測

按壓反射區的時候，如果有痠麻、脹痛的感覺，往往表示身體器官組織的某一部位已失去應有的平衡。著名足底按摩專家吳若石先生據多年的經驗，總結了一套反射區自我檢測的方法，現引述過來，供大家參考：

◆ 大腦反射區

❶ 如果出現凹陷的話，表示因年紀大導致的功能衰退或手術後所造成的傷痕。

❷ 如果該反射區按壓感覺軟綿綿的，表示有腦萎縮的可能。

❸ 如果出現顆粒狀的話，表示腦部血液循環不好，或是外傷或腦血管病變留下的傷痕。

❹ 如果出現腫脹的氣泡狀的話，表示可能是頭痛、頭脹、血壓高的反應或有糖尿病的趨勢。

◆ 額竇反射區

❶ 如果表皮角質化摸起來很硬，表示可能是吃藥過多、酒精中毒，是吸毒者或是足球運動員特有的徵兆。

❷ 如果腳拇趾呈現暗藍色斑點，表示有腦血管疾病或撞傷留下的淤血，可能是腦中風的預兆。

◆ 脊椎反射區

❶ 骨頭變形，所謂骨頭變形指的是拇趾基節和第一中足骨相連的關節凸起，如果有這種特徵，表示目前體質比較容易得痛風。

❷ 如果在腰椎、胸椎、薦椎、尾骨反射區，比較容易摸到類似脂肪層的感覺，或者感覺有氣泡狀的反應物，表示此相關反射區易有痠痛的症狀。

❸ 如果在頸椎和胸椎反射區常出現感覺異常的病理反應現象，比如異常的疼痛，表示此相關反射區對應的部位有痠痛的症狀。

❹ 尾骨如果有很敏感的痛，表示尾骨受傷。

❺ 對於脊椎反射區整體來說，如果有小沙粒狀的反應物表示可能有骨刺或外傷。

◆ 子宮反射區

反射區飽滿，表示經期快到了。

◆ 乳部反射區

❶ 此反射區如果肥厚，表示淋巴阻塞、乳腺阻塞或月經前引起的乳房腫脹。

❷ 如果有顆粒狀反應物，表示可能有纖維囊腫。

❸ 如果有豆狀或塊狀反應物，經過一段時間的按摩，反應物仍沒有退，可能有腫瘤。

◆ 喉頭、氣管反射區

此反射區如果肥厚、敏感疼痛則表示感冒了。

◆ 淋巴反射區

此反射區如果肥厚、腫脹，表示免疫系統出問題或淋巴阻塞。

◆ 膝蓋反射區

如果有陽性反應物，表示膝關節周圍肌肉組織有病變。

◆ 腳底內臟的反射區

如果意外受傷數小時之後，反射區出現淤血狀藍色斑點，或蜘蛛網狀斑紋，表示內臟可能有損傷。

◆ 眼睛反射區

如果趾腹下緣有小顆粒狀反應物，按壓有明顯的痛感，表示玻璃體或視神經有問題。

◆ 耳朵反射區

此反射區有小顆粒狀或氣泡狀反應物，並敏感的痛覺，表示耳部有病變。

◆ 甲狀腺反射區

此反射區有顆粒狀、沙粒狀、塊狀或條索狀反應物，表示甲狀腺有病變。

◆ 肺部第三、四趾基節敏感區

如果此反射區痛覺敏感，表示肺部積痰。

◆ 心臟反射區

此反射區有壓痛感、結節和顆粒狀反應物則表示心臟可能不正常。

◆ 胰臟反射區

在胃、十二指腸之間如果有痛、腫塊、結節則表示糖尿病或胰臟炎。

◆ 腎臟反射區

❶ 此反射區如果顏色異常，外觀出現淤斑、片狀色素表示腎臟有病變。

❷ 此反射區如果有小顆粒狀反應物說明可能會有結石，如果有點敏感的痛表示腎臟機能不正常。

❸ 此反射區如果柔軟無彈性，沒痛覺的話表示腎萎縮或功能消失。

◆ 肝臟、膽囊反射區

此反射區有氣泡狀反應物或外緣有堅硬的感覺，表示該器官可能有硬化的趨勢。

◆ 脾臟反射區

如果外觀明顯凸起、顏色改變、異常顆粒狀反應物、反射區面積擴大，外緣有堅硬的感覺，表示該器官可能有腫大的趨勢。

◆ 大腸、小腸反射區

❶ 此反射區如果有大硬塊反應物表示腸粘黏，如果有小硬塊反應物有可能是腫瘤。

❷ 此反射區如果有條索狀反應物表示有便秘，虛軟無彈性的話，表示腹瀉、消化不良。

◆ 膀胱反射區

此反射區如果有鼓起的氣泡狀、小顆粒、塌陷虛軟時，表示常有尿頻、尿失禁等症。

◆ 骨盤腔內組織的反射區

此反射區如果有條狀、硬塊或顆粒反應物，或者有敏感的痛覺表示骨盤腔內組織有病變。

🦶 身體有異常，腳部一定會反映

中醫學認為，人體是一個有機的整體，構成人體的各個組成部分都有著千絲萬縷的聯繫，無論哪個器官或系統出現疾病，均會影響到其他器官的健康甚至傷及全身。我們的雙腳自然也不例外，健康的指甲是光滑、亮澤且略呈弧形的，健康的足趾是紅潤、飽滿且有彈性的。足部如果有病變就說明與其密切相關的器官也出現了問題。

❶ 肝腎疾病

如果趾甲凹凸不平，表示肝腎可能有慢性疾患。如果足踝部水腫，表示心腎可能有疾病；如果趾甲有凹陷則可能為肝硬化或肝癌。

❷ 糖尿病

如果大拇趾經常腫脹，說明可能患有糖尿病。

❸ 高血壓

如果足趾根部出現小白脂肪塊，可能是患有高血壓的表徵。

❹ 營養不良

如果趾甲變得薄軟、不平、有縱溝，甚至剝落，說明人體營養不良；如果趾甲蒼白則為貧血。

❺ 眼睛疾病

如果右足第二與第三趾間有雞眼表示右眼視力障礙；如果第二、三趾的足底側水腫往往伴有眼底病。

❻ 循環系統障礙

如果趾甲常會有青紫現象，說明循環系統出現了障礙；如果第四趾側蒼白水腫者可能是高血壓或動脈硬化。

❼ 泌尿系統結石

如果足背部出現隆起，說明患有泌尿系統結石。

❽ 婦科疾病

如果內踝出現紫色斑點，可能患有婦科疾病。

如果在觸壓足部時有痛感，說明可能患有神經性疾病；有麻感，表示可能患有皮膚病或血液病；有痠感，則可能有外傷；有木感，則可能患有炎症；有涼感，表示受到風寒；有脹感，則說明患有水腫。

🦶 從腳的溫度和鞋底的變化診斷疾病

◆ 從腳的溫度診斷疾病

正常腳的溫度應該略低於體溫（足趾尖的溫度只有 25℃）。在一些疾病發生的時候，腳的溫度也會發生變化，因此醫生常用觸腳來測知疾病，如觸之發燙，多為外感引起，說明病人可能正在發高燒。五心（心、雙手心、雙腳心）煩熱甚至雙腳如焚，多為陰虛內熱或陰虛火旺（如肺結核等）。如果雙腳冷如冰，多見於嚴冬而足部受冷所致，也可見於心臟功能差而血液循環不良者，垂危病人也可以見到。

◆ 從鞋底的變化診斷疾病

❶ 足尖部（內側）：如果鞋底磨損可能患有肝脾疾病，也就是消化道疾病，如慢性胃腸炎、痔瘡、潰瘍、肝病、便血等。

❷ 足尖部（外側）：如果鞋底磨損很明顯，表示心臟功能不良。左小趾側鞋底明顯磨損者，說明左心室有病；右小趾側鞋底磨損者，說明右心室有病。

❸ **腳跟（內側）**：若鞋底有明顯的磨損，可能輸尿管和膀胱壁有病。

❹ **腳跟（外側）**：若果鞋底有明顯的磨損，表示要注意腎臟。

🦶 腿痛和足跟痛到底是哪出了問題

◆ 腿痛與靜脈緊密相關

不管是間歇性還是持續性的腿部疼痛，都可能是由以下疾病引起的：

◎ 深靜脈血栓

如果感覺小腿部腫脹並有壓痛，髖部疼痛且有同側體部僵硬，初起時症狀並不明顯，只有小腿後方疼痛，足踝部水腫，壓迫小腿兩側肌肉，可引起小腿劇烈疼痛，這種疼痛往往是因深靜脈血栓的形成而產生的。

◎ 下肢靜脈曲張

如果腿部靜脈明顯異常，腿久站後感覺疼痛，自覺小腿沈重發脹，容易疲勞，但有的病人並無症狀，只是可見到明顯的靜脈血管，這樣的症狀是由下肢靜脈曲張產生的。

◎ 血栓性靜脈炎

如果只有一條靜脈表面發紅並出現炎症反應，患病部位突然出現跳動性疼痛，皮膚發紅，局部性皮膚下水腫，多伴有全身不適、脈率加速、體溫升高等，那就要考慮血栓性靜脈炎。

◎ 坐骨神精痛

除此之外，在未發生損傷的情況下，咳嗽時疼痛向腿背部擴散則有可能是椎間盤突出引起的坐骨神經痛。肌肉疲勞或腿部骨折會造成行走時腿疼。

◆ 足跟痛，痛在什麼病

據統計，在足跟痛的病因中，蹠筋膜炎是最常見的原因之一，大多發生在長期站立或行走工作的人身上，由長期、慢性、輕微外傷積累所引起的病變，表現爲筋膜纖維的斷裂及修復過程；這種足跟痛通常在跟骨下方偏內筋膜處有骨質增生，形成骨脊。但這種足跟痛是可以自然治癒的，將足跟墊高。減輕跟腱對跟骨的拉力；或透過前足蹠屈，緩解蹠筋膜的張力，兩種方法都能使症狀減輕。

在日常生活中，由於我們穿著不合腳的高跟鞋，很容易摩擦損傷足跟，然後引起炎症，這種病症就是跟骨後滑囊炎。這種炎症最易發生在跟腱與皮膚之間的滑囊，同時具有這些特徵：滑囊壁可變肥厚，囊內充滿滑液，局部會腫脹，按壓會有疼痛感。

除上述外，足跟痛的病因中，還有陳舊性跟骨骨折、少見的跟骨腫瘤和結核。當然，足跟以外的疾病也很有可能引起足跟痛，如：類風濕性脊椎炎、發生在小腿的脛神經擠壓、壓迫骶神經根的腰椎間盤突出等。

第 14 章 | 華佗妙手自家生：常見疾病足療驅除大法

風寒感冒——神奇妙法讓風寒感冒無蹤影

風寒感冒可以說是最常見的疾病，一年 365 天，難免有頭疼腦熱的時候，尤其是季節交替時，由於人體抵抗力減弱，加上氣候陰晴不定，風寒感冒更成了家常便飯。大家似乎認為風寒感冒沒什麼大的問題，也不會引發大的疾病，但是有時會很折磨人，讓人頭暈腦脹、咳嗽難耐等，也會影響人的正常工作和生活。

以下兩個好辦法，在防治風寒感冒方面有很好的療效。

第一個是**泡腳療法**：取麻黃 20 ～ 30 克，或薑片少許，放鍋內煮10 分鐘，然後倒到桶裡泡腿。泡腿時上身可穿厚一點有助於發汗。如果是暑濕感冒，可用藿香正氣水兩小瓶倒入桶中泡腿。

第二個是**按揉穴位療法**：泡腿後，按揉「金門穴」（位於人體的足外側部，當外踝前緣直下，骰骨下緣處）5 分鐘。或者按揉「內庭穴」

（位於足背，第 2、3 蹠骨結合的地方）或用針點刺出血可泄熱、生津。內庭，內，裡面也。庭，庭院也。內庭意指胃經之氣在此散熱冷降，所以按揉此穴對風寒感冒有很好的作用。

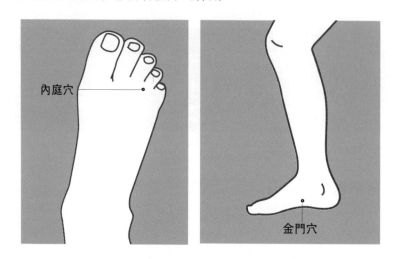

內庭穴

金門穴

除此之外，還可以用食療的方法，但是要根據不同的症狀對症下藥。

感冒時多伴有發熱症狀，故宜多飲水，每天攝入液體總量 2500 ～ 5000ml，有助於退熱發汗，排除病毒及毒素。可飲用開水、菜湯，以及新鮮果汁，如橘汁、西瓜汁、生梨汁、甘蔗汁、藕汁等，稀粥、蛋花湯、牛奶、豆漿、咖啡、肉湯等；也可多食用含各種維生素的蔬菜、水果及金銀花露、紅糖姜湯等飲料。

感冒時可能會有腹脹、腹瀉、便秘等胃腸機能失調，所以進食應清淡。可食用稀飯、蒸蛋等易消化的食物。佐餐則宜選用各種甜醬菜、大頭菜、豆腐、肉鬆等清淡食品。感冒時應忌食各種油膩、黏滯、辛辣而堅硬的食物，以及油炸、海鮮類等食品。

🌿 風寒感冒

❶ 鮮橘皮 30 克或甘蔗 15 克，加水 750 毫升，煎至 500 毫升，加白糖適量，趁熱飲服。或取橘皮、生薑、蘇葉各 108 克，加水煎服，服用時加紅糖適量。

❷ 大蒜、生薑各 158 克，切片加水 500 毫升，煎至 250 毫升，臨睡前加紅糖適量，一次服下。

🌿 風熱感冒

❶ 生梨一個，洗淨連皮切碎，加冰糖隔水蒸服；適用於風熱咳嗽。

❷ 菊花、枸杞子各 60 克，紹興酒適量，浸泡 10 ～ 20 天，去渣加蜂蜜少許，早晚各飲 25 毫升。本方適用於風熱感冒頭痛。或取市售菊花加 20 毫升開水沖飲，功效相同。

❸ 白蘿蔔 250 克，洗淨切片，加水 750 毫升煎至 500 毫升，加白糖少許，趁熱服用 250 毫升，30 分鐘後再服 250 毫升；或取蘿蔔 250 克，洗淨切片，加飴糖 30 ～ 45 克，2 小時後浸溶出水，分次飲服。

👣 咳嗽——不治自癒的神奇療法

咳嗽是我們司空見慣的事情，但是咳嗽可能還會引起其他疾病，所以我們要及早治癒。中醫認為咳嗽雖然是肺臟疾病的主要症狀之一，但

自古就有「五臟六腑皆令人咳，非獨肺也」之說，指出咳嗽不僅爲肺臟疾病的表現，其他臟腑有病殃及肺時，也可發生咳嗽。

咳嗽發生的原因，有外感咳嗽與內傷咳嗽兩大類，外感咳嗽多因風、寒、熱、燥等外邪侵襲所致，其特徵是：發病急，病程短，常常並發感冒；內傷咳嗽則有脾虛、肺虛、腎虛之別。其特徵是病情緩，病程長，反覆發作。

不管是什麼咳嗽，大多數都是感冒著涼後留下的，所以只要能避免著涼，只要在著涼後及時驅寒並喝大量的水，寒氣及病毒及時排出，就不會讓病菌堆積在呼吸道裡引起咳嗽。那怎麼驅寒呢？食療中的蔥薑蒜是排寒最好的食物，有的人喜歡用幾片生薑加上一勺紅糖煮水喝驅寒，有的人喜歡用幾根蔥煮水喝，發汗驅寒，當著涼又伴有咳嗽的時候，在生薑紅糖水中加入幾瓣大蒜一起煮，喝下去就能驅寒、止咳嗽。總之，不管是用蔥薑蒜驅寒，還是吃上一頓熱辣辣的火鍋驅寒，都能很快增加身體內的熱量，讓毛孔開放，透過出汗排出寒氣。

下面介紹幾種足浴的方法，對咳嗽的治療效果也很明顯。

🌿 魚腥草湯

材料：魚腥草 150 克，細辛 100 克，麻黃 50 克。

做法：將上述材料放入鍋中，加清水適量，浸泡 5～10 分鐘，水煎取汁放入浴盆中，待溫時足浴，每次 20～30 分鐘，每天 2～3 次，每天一劑，連續 3～5 天。

功效：清熱化痰、宣肺理氣，適用於痰熱咳嗽，症見咳嗽不停，咳痰黃稠，口乾咽痛等。

> **🌿 麻桂蘇辛湯**
>
> **材料**：麻黃、桂枝、紫蘇葉、細辛各 10 克。
>
> **做法**：將上述材料放入鍋中，加清水適量，浸泡 5 ～ 10 分鐘，水煎取汁放入浴盆中，待溫時足浴，每次 20 ～ 30 分鐘，每天 2 ～ 3 次，每天一劑，連續 3 ～ 5 天。
>
> **功效**：疏風散寒、止咳化痰，適用於風寒咳嗽，症見咽癢咳嗽，並有鼻塞、鼻涕等。

　　如果你選擇按摩的話，相關穴位是「湧泉」、「解谿」、「太谿」等穴位，用中等力度點按「湧泉」、「解谿」、「太谿」等穴位各 1 ～ 2 分鐘，每天 1 ～ 2 次。

　　孩子咳嗽的時候，家長可以用空掌幫孩子輕輕拍背，上下左右都拍到，如果拍到某一部位的時候孩子就咳嗽，說明孩子的痰液就積在此處，應該重點拍，多數孩子肩胛下的部位，也就是肺底部溶劑積痰。最好是在孩子剛睡醒時，或者在孩子將要睡覺的時候拍孩子的背，使孩子的痰咳出，效果更佳。

👣 腹瀉——不吃藥不打針的自然療法

　　中醫將腹瀉稱為「泄瀉」，是指大便次數增多而糞便稀薄，甚至瀉出如水樣物質。古代醫家把大便稀而勢緩者稱為「泄」，大便清稀如水

而直下者稱「瀉」。但事實上泄瀉症狀很難分清，因此總稱為「瀉」。如果你得了腹瀉，也可以採用中藥泡腳的辦法。

🌿 茜草湯

材料：茜草 30 ～ 60 克。

做法：將茜草放入鍋中，加清水適量，浸泡 5 ～ 10 分鐘後，水煎取汁，放入浴盆中，待溫時把腳放進去，每次 30 分鐘左右，每天 2 ～ 3 次，連續 3 ～ 5 天。

功效：溫中散寒。適用於寒濕泄瀉。

🌿 艾葉止瀉湯

材料：艾葉 20 ～ 300 克。

做法：將艾葉洗淨，加水 1500 ～ 2000 毫升，水煎待沸後去渣取汁，趁熱倒入盆內浴足，每天 3 ～ 5 次，水冷後，再加熱重覆使用，連續 3 ～ 5 天。

功效：溫中健脾。適用於風寒或食積泄瀉，大便不成形，夾有不消化食物等。

　　上面這種方法是針對大人的，如果孩子得了腹瀉，家長該怎麼辦呢？你可以幫孩子按摩：在孩子的腹部灑上一些爽身粉，然後沿著順時針或者逆時針方向輕輕進行按揉，按摩 5 到 10 分鐘，直到孩子的腹部放鬆。如果大便顏色比較淺、泡沫比較多，這時候可以用另外一種手法，就是從尾椎一直捏脊，捏到頸部，一般要 3 ～ 5 次，這是常見的捏脊療法。

在這裡要提醒家長朋友的是，在給孩子做推拿的時候手不要太涼，環境溫度要適宜，不要因爲推拿，反而造成孩子著涼因此加重了腹瀉。另外，如果孩子腹瀉比較嚴重的話，建議家長及時帶孩子到醫院去診治，以免貽誤病情。

孩子得了腹瀉，家長應該給孩子吃什麼對病情有緩解作用呢？可以取新鮮的胡蘿蔔適量，洗淨切碎，加水煮爛，然後取出胡蘿蔔，搗成糊狀。煮胡蘿蔔的水可以留做備用。使用時，每 100 毫升煮胡蘿蔔的水加入 5 ～ 10 克胡蘿蔔泥，進食量主要根據孩子的食欲，可按平時的食量餵給。一般來說，嬰兒餵食胡蘿蔔泥 2 ～ 3 天，大便即可成型。

也可以用煮蘋果的辦法：取蘋果一顆，清洗乾淨，切成小塊，在沸水中煮 3 ～ 5 分鐘，不要加糖，待溫後分次口服，有良好的止瀉作用。或用石榴皮、山薊各 50 克，加水煎後溫水口服。淮山藥粉每次 15 克，用開水調成糊狀服用，每日兩次，適用於腹瀉時間較長的嬰幼兒。

🦶 高血壓——除了吃藥還有一個妙法

高血壓是現代生活中常見的疾病，有些人才三十幾歲就已經有這樣的症狀。按照現代醫學的理論，患了高血壓是要終身服藥的，然而按照中醫學的角度來說，什麼藥我們都不能長期使用，因爲是藥三分毒。

依據中醫理論，高血壓就是人體經氣循行失常造成的，所以，只要處理好穴位，把循行失常的經氣重新納入正軌，就有明顯的降壓效果。

◆ 敲擊兩側三陰交穴——治高壓高的高血壓：

　　「三陰交」穴位於腳腕內踝上 3 寸處。刺激三陰交穴的降壓效果非常好，效果可以堪比降壓藥，而且還沒有副作用。此穴是足厥陰肝經、足太陰脾經、足少陰腎經風雲際會的穴位，這三條陰經都與高血壓有著非常密切的關係，肝藏血，脾統血，而腎藏精，精又生血。所以，大多高血壓病人的共同點就是對三陰交這個穴位非常敏感，一點按此穴，立刻就會有痛脹的感覺。只要按揉此穴有這樣的痠脹感，就說明了治療效果的顯著。但如果按揉時沒感覺，就說明次穴位正在慢慢「失靈」，因此要適當加大力度，每天按摩時間久一些，最少十分鐘以上，讓它重新恢復活力。

◆ 敲擊兩側懸鍾穴——治低壓高的高血壓：

　　市面上賣的降壓藥一般都是高壓、低壓一起降，這樣特別容易引發一系列併發症，其實有一個更安全更有效還專降低壓的藥物，那就是「懸鍾穴」。

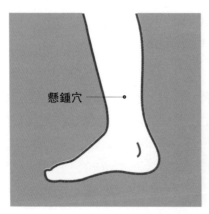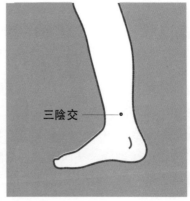

懸鍾穴位於外踝尖上 3 寸，在腓骨後緣。懸鍾穴專管人體骨髓的彙集，因為「髓生血」，故此穴能疏通經絡、行氣活血，是人體天生的降低壓大藥。

一定要每天都敲三陰交和懸鍾這兩個寶貝大穴，一次至少 10 分鐘，且力道以有痠脹感為宜，否則是達不到預期效果的。

此外，腳底塗蘆薈同樣具有降壓的效果，這是因為蘆薈的新陳代謝作用非常好，如把蘆薈塗在腳底上它能將體內的濁氣和灰塵排出體外，以清潔人體內部，有益健康。高血壓患者可將蘆薈適量研末塗在腳底，每天一次，每次 5 分鐘，持續 10 天，血壓就可降低 10 毫米汞柱。如果想讓效果更好，可以在腳底塗蘆薈時，再加上一點鹽一同塗抹。

有些患有高血壓的朋友一旦情緒激動或者過度疲勞，血壓就會急劇升高，出現頭暈、頭痛等症狀，甚至還會導致腦血管破裂出血，進而引發中風、半身不遂等嚴重後果。這個時候再敲三陰交和懸鍾穴就不是很管用了。這時候最方便的方法就是在兩耳尖放血，因為耳尖是人體氣血比較薄弱的地方，也是氣血很容易阻塞的地方，只要把耳尖給疏通開，就能緩急速升高的血壓對頭部的壓力。

低血壓——按揉湧泉穴將血壓升高

「最近狀態很不對勁，吃飽了就想睡，睡醒了還覺得累，心煩意亂，總是出虛汗……自我診斷既不是疲勞也不是發燒……」杜小姐的這種狀況持續了很多天，有一天終於忍不住去看了醫生，醫生斷定她的症狀都是低血壓導致的。醫生告訴她：「像妳這樣低血壓的女孩很多，日常生

活中做適當按摩，就能緩解症狀。」

　　所謂低血壓，是指動脈血壓的收縮壓（俗稱高壓）低於 12 千帕（90 毫米汞柱），舒張壓（俗稱低壓）低於 8 千帕（60 毫米汞柱）。

　　成人正常血壓低於 90/60 毫米汞柱，老年人低於 100/70 毫米汞柱，也稱為低血壓。低血壓可分為急性和慢性兩種。平時我們討論的低血壓多為慢性低血壓，即血壓長期偏低，並伴有頭暈、頭昏、乏力、易疲勞等症狀。據統計，低血壓發病率為 4% 左右，老年人群中可達 10%。

　　足底按摩對於治療低血壓有較好的療效，手法以輕揉為主，基本作法如下：

　　❶ 用拇指輕揉患者兩足，對在按摩中疼痛明顯的區域繼續按揉 5 分鐘。每日要持續按摩。

　　❷ 每日揉壓足掌 3～4 次，每次 15 分鐘左右。尤其是對「湧泉穴」，須用大拇指朝患者腳後跟的方向揉壓 10～15 分鐘。

　　❸ 用拇、食指揉搓患者兩大腳趾、第三趾各 5 分鐘，再上下摩擦腳掌 5 分鐘，然後揉壓足心 5 分鐘，每日 2 次。

　　❹ 施術者利用自己的足跟、足底前部蹠趾處對患者足跟施以節律性的壓踩 10～20 分鐘，每日 1 次。

　　患者在接受以上治療的同時，還可以用空可樂瓶或拳頭輕輕敲打足底 15～20 分鐘，每日 1 次；用髮夾或牙籤刺激足跟 15～20 分鐘，每日 2 次；旋轉足踝 15～20 分鐘，每日 2 次。

　　日常生活中，踮著腳尖爬樓梯，就可以使血壓平穩，並能精神飽滿。與平地行走相比，爬樓梯的運動量更大，不但可以鍛鍊肌肉、呼吸器官和循環器官，也可增強腰部和腿部的肌肉，改善全身機能。

🦶 糖尿病——輔助治療見奇效

糖尿病對於現代人來講已經是再熟悉不過的疾病。大多數糖尿病患者會採取藥物降糖的方法，雖然這樣會對身體產生副作用，但又苦於找不到更好的療法，患者只好一邊忍受疾病的折磨一邊提心吊膽地吃藥。

非藥物療法的問世讓糖尿病患者看到了新的希望。這種療法就是「按摩」為手段的，自己就可以操作，有益無弊。

非藥物療法就是透過自我按摩達到調整陰陽，調和氣血、疏通經絡、益腎補虛、清泄三焦燥熱、滋陰健脾等功效：

❶ 按摩「三陰交」法：三陰交穴位於腳腕內踝上 3 寸處，用拇指按揉，左右側分別約做 2 ～ 3 分鐘。

❷ 按摩反射區：

胃：在雙腳大腳趾下方的凹陷處。請注意左腳按摩方向是由外往內，右腳按摩方向是由內往外。

胰臟：在雙腳腳底內側胃反射區的下方，觸摸時有微凸顆粒的感覺。請注意左腳按摩方向是由外往內，右腳按摩方向是由內往外。

十二指腸：位於雙腳腳底內側胰臟下方與膀胱反射區上方，用手觸摸時會有凹陷的感覺。請注意左腳按摩方向是由內往外，右腳按摩方向是由外往內。

肝膽：右腳腳底一半上方與三四趾腳掌關節下方是肝反射區。另用手觸摸時有一長條凹陷的溝就是膽的反射區。

中藥泡腳和泡腿配合按摩效果會更好，可以增加按摩的作用。以上

療法每天做 1 ～ 2 次。只要能長期持續就能有效防治糖尿病。下面介紹兩種中藥泡腳方：

> **🌿 柚子皮玉米鬚方**
>
> 　　新鮮柚子皮 200 克（乾品 100 克），玉米鬚 100 克。將以上兩味藥洗淨後切碎，同入鍋中，加水適量，煎煮 30 分鐘，去渣取汁，與 3000 毫升開水同入泡足桶中。先熏蒸，後泡足。每晚 1 次，每次 30 分鐘。15 天為 1 個療程。

> **🌿 苦瓜羅漢果皮方**
>
> 　　苦瓜 200 克（乾品 100 克），羅漢果皮 60 克。將以上兩味藥洗淨後切碎，同入鍋中，加水適量，煎煮 30 分鐘，去渣取汁，與 3000 毫升開水同入泡足桶中。先熏蒸，後泡足。每晚 1 次，每次 30 分鐘。15 天為 1 個療程。

　　最後，糖尿病患者平時要注意控制飲食，忌暴飲暴食，忌高糖、油膩、辛辣之食物，適當減少碳水化合物的進食量，增加蛋白質進食量。另外還要保持良好的情緒，切忌情緒波動，反覆無常。

👣 失眠——找對反射區按摩就能有效解決

　　張小姐 39 歲，長期患有失眠症，每晚睡不過兩三個小時，甚至徹夜難眠，導致她的精神狀態非常糟糕，情緒低落，易發怒，頭暈、健忘、

腰痠、口苦、目眩等症狀也不期而至。近來她臉色黯沈，皮膚粗糙，整個人都快要崩潰了。

像李小姐這種狀況數不勝數，失眠讓很多人痛苦不堪，晚上睡不好覺，白天上不好班，精神狀態非常不好，那到底是什麼引起失眠呢？原因主要有：長期思慮過度，導致心神不寧，無法入眠；體質虛弱、久病體虛或房事過度；飲食不當，傷及腸胃，胃氣不和，故臥不得安；惱怒傷肝，擾動心神不安而不得眠。

失眠到底怎麼治療呢？其實不用花錢，做足腳上功夫、進行足部按摩的時候加強幾個部位就行了。以腦部反射區為主，尤其是腦垂體周圍的反射區，並加強心、肝、腎等反射區；若為心脾虛弱，則加強脾、胃、心臟、小腸等反射區，在於健脾安神；若為火氣旺盛則再加上腎、膀胱等反射區，注意少吃肥膩或生冷的食物。

除了按摩腳部，也可以在臨睡前讓雙腳合攏起來互相摩擦，使血液暢通，腳部就會感到溫暖，馬上就可以酣然入睡。方法是仰臥在床上，舉起雙腳，然後用力互相摩擦。同時用雙手也同樣進行摩擦，效果會更佳，只要摩擦20次，腳部就會感到溫暖，睡意也就來臨了。

如果一個人經常在凌晨兩點左右醒來，說明這個人肝熱，這時候敲肝經就能解決問題：平坐床上，讓自己的大腿內側朝上，中間那條線就是肝經，用拳頭輕敲就可以了。因為凌晨1點到3點的時候，血液流經肝臟，肝氣會比較旺，脾氣暴躁，愛吃煎炸油膩食物的人，肝經本來就有熱底，這時候就會產生一系列肝熱的表現，比如煩躁多夢，容易醒，一醒就很難入睡。這時候敲肝經會很痛，反覆敲到肝經不痛了，肝熱一清，煩躁不再，到時再睡，夢也少了，就能酣眠。

另外，每天用醋泡腳半小時，可以協調交感和副交感神經的興奮程度，調節、疏理、鬆弛緊張的神經，調和經絡氣血，通達平衡陰陽，堅持日久，就可大大改變睡眠質量，治癒失眠、多夢、早醒等睡眠障礙。也可以用金銀花泡腳，材料是桂枝 15 克，金銀花 10 克，連翹 30 克，製作方法是將金銀花與連翹放入鍋中，加適量水以小火煮 30 分鐘，濾出藥汁後，將腳浸沒在藥汁中 20 ～ 30 分鐘，適用於神經衰弱引起的失眠、多夢、焦躁症等。用蜂蜜泡枸杞，一週後，蜂蜜和枸杞一起吃，一天兩次，持續幾天，同樣會有很好的效果。

小腿靜脈曲張──點揉承山和湧泉就可緩解病痛

小腿靜脈曲張，俗稱「浮腳筋」，是靜脈系統最常見的疾病。它主要是由於長期久坐或久立造成的，血液蓄積下肢，在日積月累的情況下破壞靜脈瓣膜而導致靜脈壓過高，造成靜脈曲張。像老師、外科醫師、護士、髮型師、專櫃小姐、廚師、餐廳服務員等需長時間站立的職業都是靜脈曲張的高危險群。

中醫認為，小腿靜脈曲張是長期血液淤積堵塞膀胱經造成的，因此，在治療時也要有長期的打算，循序漸進，一點一點把經絡打通才能把病治好。在人體經絡系統中，治療小腿靜脈曲張的首選穴位當然非「承山」和「湧泉」莫屬。

承山穴在講小腿抽筋的治療方法時已經介紹過了，要治療小腿靜脈曲張就要每天點揉兩側承山穴，一定要持續按摩，欲速則不達，所以首先要打消追求速效的念頭。

　　湧泉穴我們也很熟悉了，就在人的足底，按揉時一定要握拳，用指間關節點，這樣才有力量。

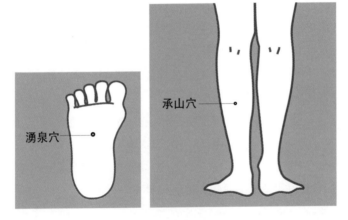

承山穴

湧泉穴

　　具體的操作方法是每天用熱水泡腳 20 分鐘，然後點按兩側湧泉穴，每穴 3 分鐘，以有脹痛感為度；然後趴在床上，讓人從腳踝開始沿著小腿後面往上推，要有一定的力度，要用掌根，推的時候要讓被推者感到一種痠脹感，單方向反覆做 15 次。最後再點按雙側承山穴 3 分鐘。

　　配合治療，每天要慢步走一會兒，以不感覺累為準。

　　另外，走路、游泳、騎腳踏車等較緩和的運動，除能改善血液循環外，還能降低新的靜脈曲張發生的速率。在飲食方面，應多吃高纖、低脂飲食及加強維生素 C、E 的補充。

　　在日常生活方面，則應控制體重，避免服用避孕藥，避免穿過緊的衣服及高跟鞋、蹺二郎腿及久坐、久站。晚上睡覺的時候一定要把腳墊起來大約 10 釐米高，這樣有利於血液的回流。抽煙會使得血壓升高及動、靜脈受損，靜脈曲張的病人應立即戒煙。

👣 便秘——趕跑便秘很容易，三個穴位都好用

便秘時常讓人痛苦不堪：排便時疼痛難忍，還時常伴有腹脹、腹痛，由於體內毒素不能及時排出，導致肌膚顏色灰暗，出現色斑、痤瘡等。

便秘是人們不良生活方式導致的，如飲食不均衡、運動不足、壓力過大、生活不規律等，便秘會發生在人生的任何一個年齡段，以忙於工作的年輕人和中老年人居多。

便秘是怎麼形成的呢？人體的腸壁是褶皺而不光滑的，我們每天吃的食物的殘渣會一點一點地積存在這些褶皺裡，如果食物殘渣在大腸中蠕動過慢，食物殘渣所含的水分就會被過量吸收，導致便體變得又乾又硬，增加了排便的困難，這樣就形成了便秘。

一旦便秘，糞便不能及時排出，堆積在腸道中，就會產生相當多的毒素，這些毒素被腸道再次吸收，進入血液循環系統作用於全身，使各機體功能受到侵害，還會導致臉色晦暗無光、皮膚粗糙、毛孔擴張、痤瘡、口臭、痛經、月經不調、肥胖、心情煩躁等症狀，更嚴重的還會引起結腸癌。

在這裡為大家介紹一個治療便秘的妙方，就是去藥店買「大黃」和「番瀉葉」兩種藥各50克，一起煮，用來泡腳有很好的功效。大黃性味苦寒，藥性峻烈，具有清熱解毒、抗菌消炎、瀉火涼血、行淤破積、降壓止血之功效，另外，番瀉葉這味中藥能行氣消積，對治療便秘也有很好的療效。

除此之外，每天按摩「足三里」、「上巨虛」和「下巨虛」這三個穴位對於便秘的治療作用也是非常好的。上巨虛在足三里的下3寸，下巨虛在足三里的下6寸。

還有，大家吃完的香蕉皮不要扔，與桃仁一起煮，用來泡腳，治療便秘的效果也是非常明顯的，不妨試試看。

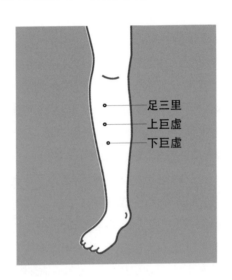

其實便秘很多都是不良生活習慣引起的，而且確實給我們的生活帶來很大的痛苦，所以我們要養成良好的生活習慣，例如不要久坐，不要吃過鹹的食物，經常運動，多喝水，多吃蔬菜和水果等。

痔瘡——患了此病不用慌，妙法來幫忙

痔瘡是很多人的難言之隱，輕者疼痛，重者走路、坐著、仰臥都不行。俗話說十人九痔，可見這種疾病的患病率是非常高的。「痔」與「峙」是同義的，即高突的意思，凡是肛門內外生有小肉突起，就表示患了痔

瘡。痔瘡分爲內痔、外痔、混合痔。痔瘡的產生有很多原因，但最重要的原因還是生活習慣。現代人們活動量較少，出門就坐車，走路少，飲食也不合理，不吃粗糧也不喜歡吃蔬菜，愛吃白米、麵、肉和海鮮等精細的食物。這些都導致了痔瘡的產生。

那爲如何防治痔瘡呢？在這裡告訴大家幾種很好的方法，一個是用蔥和蔥的根放在水裡煮沸 5 分鐘，然後用這種水泡腳，對痔瘡的防治作用很好，因爲痔瘡多是體內濕熱所致，蔥具有散熱消腫的作用。

你也可以在腳上找到肛門的反射區進行按摩。肛門的反射區在腳後跟往上的區域，按摩的方法是左右腳都要往上推 15 ～ 20 分鐘，這樣就能緩解痔瘡的疼痛。因爲痔瘡是局部血液循環不良引起的，所以你還可以在腳上找到「金門」和「通谷」這兩個穴位，刺激它們能促進血液循環。金門位於外踝邊緣一橫指處，即外踝和腳底連線中央，用手觸摸時，會有微微凹陷的感覺。足部的通谷穴在小趾關節前凹陷中、腳外側赤白肉處，也就是將小趾彎曲時，趾根橫紋的外端。兩個穴位最適合用香煙灸，直到疼痛緩解爲止，一般症狀 7 ～ 10 次即可。

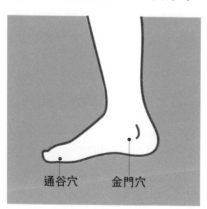

通谷穴　　金門穴

　　另外，每天用背部撞牆 20 ～ 30 分鐘，有利於疏通背部經絡。疏通背部經絡是預防和治療痔瘡很有效的方法，持續半個月後，你就會發現痔瘡發作的次數越來越少。也可以採用用腳尖走路的辦法，讓自己遠離痔瘡的困擾，具體做法如下：

　　走路時，雙腳後跟抬起，只用雙腳尖走路。在家中早晚 2 次，每次走 100 米左右，要持之以恆，如此練習用雙腳尖走路，能提肛收氣，讓肛門靜脈淤血難以形成痔瘡。

🦶 頭痛——頭痛雖難忍，神奇妙招有辦法

　　頭痛是現代很多人易患的病症，大部分人靠止痛藥來緩解頭痛，但長期使用止痛藥會給身體帶來不利影響，為其他疾患埋下病根。

　　中醫認為「不通則痛」，頭痛是因為經絡不通。在中醫看來，頭痛症狀相同，但發病的原因不同，所以治療時要找到根源，分清頭痛的發病原因，然後有針對性地進行治療。

　　◆ 刺激穴位：如果你偏頭痛，可選擇第四趾外側甲根邊緣附近的「足竅陰」加以刺激。最好用牙籤用力刺激。如果你是因為感冒發燒引起的頭痛和頭重，可選用小趾外側甲根邊緣附近的「至陰」，它是消除這種症狀的特效穴位。如果你因為鼻病而引起的頭痛，則可刺激拇指甲附近的「隱白」，效果也非常不錯。其實所有的頭痛的適用穴位都能在腳趾上的甲根附近。在這裡你要注意的是進行穴位刺激的時候，兩邊都要兼顧，至於偏頭痛，則左邊痛以左腳穴位為治療重點，右邊痛則亦然，

效果更佳，至於刺激的強度，則視痛的程度如何，一般都是在症狀消除即停，不過，在正常情況下，大約七八次後就會有明顯的效果了。

　　除了腳部的按摩能治療頭痛外，以下還有其他很好用的方法，你不妨試試看。

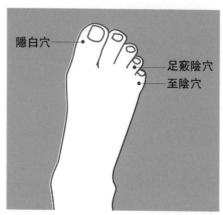

◆**足浴**：分別將熱水和冷水倒入兩個盆中，然後雙腳交替放入熱水冷水中，這個方法能有效減輕因血液循環而引起的頭痛。

◆**濕敷頸部**：可以用冷毛巾也可以用熱毛巾，但多數人還是用冷毛巾比較管用，如果用冷毛巾的話就每 1 分鐘換一次，如果用熱毛巾的話就每 3 分鐘換一次，此法能有效減輕因頭部血流障礙引起的頭痛。

◆**刷子擦身**：拿一把乾刷子，然後從腳部往上輕刷身體 10 分鐘，此法能有效減輕因供血障礙和高血壓而引起的頭痛。

◆**呼吸運動**：最好在有新鮮空氣的地方做深呼吸，然後非常緩慢地呼氣，呼氣時身體向前彎，吸氣時挺直，這樣持續 15 分鐘，此法能有效減輕因腦缺氧而引起的頭痛。

如果你不知道是什麼原因導致的頭痛，在這種情況下你可以用泡手法，具體方法是：當頭痛發作時，把雙手伸到熱水裡，水溫以感覺到燙為宜，然後趕快抽回來，再放入水中，再抽回來，如此反覆直到手指感到麻木，頭痛馬上就能緩解。這是因為手指上的經絡全部都通頭部，手受到熱刺激後就會打通經絡，通則不痛。

流鼻血——大蒜敷腳心簡單又有效

在生活中有的人會無緣無故地流鼻血，自己也不清楚原因。在中醫看來，流鼻血是人的氣血上逆導致的，因為鼻屬於肺竅，鼻子一旦出現問題，一般情況下，與肺出現異常有著很大的關係。當人的氣血上升，特別是肺氣較熱時，人就會流鼻血。

有的人為了止血將頭部往上仰，認為這樣可以有效止血，其實表面上看不到血往外流了，但是血還繼續在流。這裡有一個很好的辦法，就是將一頭蒜剁碎後敷在腳底的「湧泉穴」處，然後用塑膠薄膜將腳纏繞起來，固定住。要敷多久呢？成人敷到腳心發辣就可以了，而小孩只敷半個小時就可以了。要提醒各位，腳心敷過大蒜後一定要洗乾淨。

另外，大蒜敷腳心不僅能止鼻血，還能止流鼻涕，但是這個辦法只對流濃鼻涕有效，對流鼻水則無效。有的小孩總是流濃鼻涕，打針、吃藥都不管用，但是用大蒜敷一次腳心，第二天濃鼻涕就會減少，幾天後就會消失，流濃鼻涕孩子的家長不妨試試這個辦法。

用大蒜敷腳心還可以用在患多動症的孩子身上，孩子之所以不能控制自己的好動或脾氣躁，大多是因為虛火旺，大蒜敷腳心兩三次後，孩

子的虛火就明顯的瀉了，脾氣不急了，也不會不能自制的多動了。

　　大蒜除了用來敷腳心還可以用來敷肚臍，如果腿上出現水腫，就可以把蒜搗成汁敷在肚臍上，這種方法可以通下焦、利水，同時可以通便。

　　最後要提醒，蒜不可以多食，因為多食蒜會耗散人的氣，同時也耗散人的血，對眼睛不利。因為蒜是走清竅的，走眼睛，過食蒜容易造成眼睛的損傷或者神經的損傷。

🦶 鼻炎——各種鼻炎的經絡調治法

　　中醫講究整體觀，一個部位出現異常不能從這個部位找原因，應從與這個部位密切相關的其他部位找原因，就像鼻炎，鼻炎並不是鼻子本身出現了問題，在治療上只在鼻子上下功夫是不能根本解決問題的。實際上，鼻子只不過是個代罪羔羊，其症狀反映了臟腑的功能出現了問題。

　　鼻炎不同的症狀在治療方法上也是不同的：

❶ 經常流鼻水，有鼻塞，這是膀胱經和腎經的問題，治療上就要從祛風寒、清脾濕、補益肺腎入手，可以用刮痧法先刮後背，循督脈、膀胱經，刮到皮膚溫熱。

❷ 經常流濃鼻涕，飲食無味，則是胃經和膽經的問題，治療時應清肝火、化痰濁、通腸利膽，你可以將夏枯草、桑葉加入適量的水浸泡半小時後煮半小時，最後加入菊花煮 3 分鐘，即可代茶飲，這樣有助於去肝火。

❸ 過敏性鼻炎，若要除根，要增加腎的功能，因為其病本在腎，可用艾灸條，常灸肚臍下「關元穴」，後背「腎俞穴」和腎經上的「太谿穴」。

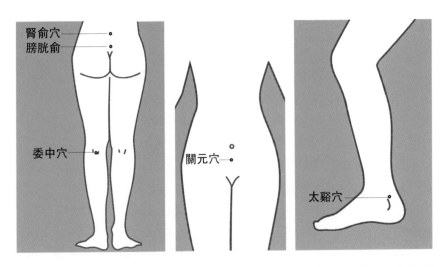

再說一下**流濁涕的慢性鼻炎**。有一位 40 歲左右的女士，說自己患鼻炎已經十幾年了，聞不到味道，飲食無味，有時候還伴有頭痛。此病本在腸胃，可以用推腹法，常敲打胃經，多按胃經的「豐隆穴」，這位女士按照這個方法做了，過了十幾天就說鼻炎好多了，能聞到飯菜的香味了。

治療鼻炎還有一個有效的方法是：

躺在床上，臀部貼牆，腿放到牆上去，上身與腿成 90°直角，腳跟緊貼牆，腳心朝天，腳心與胸要平行，然後兩腳同時全腳掌貼牆，腰臀部會自然地抬起來，然後腳心再重新與胸部平行，腳心朝天，為一次，這樣反覆 5 分鐘，對鼻炎有很好的療效。這個動作是在啟動膀胱經和胃經，小動作很簡單，只要持續做下去一定會有效果的！

頸椎病——按揉足部反射區讓你遠離痛苦

幾乎在所有的辦公室裡，我們都能碰到經常嚷嚷著肩痠頸痛的人，頸椎病伴隨著都市生活節奏的加快，正逼近每個人，用「肆虐」這個詞來描述頸椎病並不過分。而且其發病急劇年輕化的趨勢也令人驚訝，一向被老年人「青睞」的骨傷科門診，已不知從何時起被年輕人「瓜分」。

很多人在辦公室坐著時習慣於駝著背、彎著腰，加上長時間低頭伏案，或抬頭對著電腦，使頸椎長時間處於屈位或某種特定姿勢，不僅使頸椎間盤內壓力增高，也使頸部肌肉長期處於非協調受力狀態，頸後部肌肉和韌帶易受牽拉勞損，再加上扭轉、側屈過度，更進一步導致損傷，所以極易誘發頸椎病。另外，由於缺乏運動而導致頸肌慢性勞損，是易得頸椎病的主要原因。

很多人認為，頸椎病無非是頸背疼痛，不會損害我們的健康。實際上，頸椎為大腦輸送氧氣，給心、肝、脾、肺、腎等全身器官和肌肉傳遞大腦指令，是你生命的保護神；但若不知道及早養護好頸椎，它也很可能會像一個定時炸彈，在身體裡悄悄滴答作響，隨時準備引爆——頸椎病，是引起血壓不穩、心腦血管病及慢性五官科疾病的重要原因，可引起頭痛、眩暈、耳鳴、視物模糊、記憶力差、反應遲鈍等，也可引起手麻、肩頸痠疼、握物不穩、走路不穩等，還會引起心慌、胸悶、氣短、呃逆、心率失常等，另外還有慢性胃痛、胃腸功能紊亂……頸椎相關病症多達 40 餘種，約占各類慢性病的八成以上，因為由頸椎不健康所帶來的嚴重後果複雜多樣，幾乎可以說從頭到腳每一個角落出現的問題，很可能根源都在於頸椎。所以我們要養好頸椎，得了頸椎病也要積極進行治療。

　　頸椎的保養，應該從培養良好的生活習慣開始，結合簡單有效的按摩和運動，持之以恆，就會有神奇的效果。按摩頸項在腳部的反射區效果就很好，該反射區在雙腳拇指蹠腹根部的橫紋處。按摩的方法：用拇指指尖和指腹，也可以用第二指或第三指的關節，慢慢的揉擦頸項反射區，力度最初較輕，漸漸增強，以稍有痛感為宜，按摩的時間可自由選擇。最好是每天早晚各一次，每次 10 ～ 30 分鐘，持續兩週以後一般頸椎病患者即會出現神奇的效果。

　　除了進行足部按摩外，你還可以去中醫藥店買點中藥回來泡腳，效果也不錯。

◆血淤寒凝型頸椎病

症狀：頸部疼痛、痠痛、鈍痛、刺痛或觸電樣竄痛。前臂及手指麻木疼痛，遇冷加重，得熱痛緩。多見於神經根型頸椎病。

中藥泡腳：當歸尾 20 克，赤芍 15 克，川芎 30 克，白酒 50 克。將前 3 味藥入鍋中，加水適量，煎煮 40 分鐘，去渣取汁，與白酒及開水同入泡腳桶中。先熏蒸，後泡足。每晚 1 次，每次 30 分鐘，10 天為 1 個療程。

◆風寒阻絡型頸椎病

症狀：頸肩痛或劇痛，遇寒或著涼後加重，得熱痛解，前臂及手指麻木疼痛。多見於神經根型及混合型頸椎病。

中藥泡腳：天麻 20 克，尖頭辣椒 60 克，雞血藤 30 克，白酒 50 克，將前 3 味藥同入鍋中，加水適量，煎煮 40 分鐘，去渣取汁，與白酒及開水同入泡腳桶中。先熏蒸，後泡腳。每晚 1 次，每次 30 分鐘，10 天為一個療程。

奉勸天天離不開辦公桌的朋友們，最好每隔一到兩個小時就和辦公桌「分手」，起身活動一下筋骨，做做頸部保健操，呼吸新鮮空氣。工作間隙可以經常做做提肩動作，每隔 5 ～ 10 分鐘應 頭後仰休息片刻。

頸部保健操很簡單，開始一起做吧。

步驟 ❶：身體坐正， 頭挺胸，深吸一口氣。

步驟 ❷：頭緩緩低下，直至下巴頂住鎖骨處，同時緩緩呼氣。此過程共 10 秒鐘左右。

步驟 ❸：頭緩緩抬起至原始位置，此過程 10 秒鐘左右。

步驟 ❹：頭緩緩仰起，直至不能再向後仰為止，同時緩緩吸氣，此過程 10 秒鐘左右。

步驟 ❺：將頭回復原始位置，此過程 10 秒鐘左右。

步驟 ❻：重覆上述步驟 1 ～ 5 次。

該體操能有效地放鬆頸部肌肉和周圍韌帶，有利於預防頸椎病的發生和緩解痠痛的症狀。所以，在工作一小時後，別忘了動一動！

前列腺炎——男人之痛腳部醫

現代社會由於男性們的壓力越來越大，以及不良的生活習慣，如酗酒、長坐等，導致很多男性患上了前列腺炎，而且越來越年輕化，所以前列腺疾病不是老年人的專利，幾乎所有的男性都應該注意這個問題。男性患前列腺炎的幾率大致在 5% ～ 25% 左右，前列腺炎的常見症狀為

尿急、尿頻、尿痛、滴白、腰痛，性功能障礙，甚至內分泌失調、失眠、精神失常、不育等。慢性前列腺炎易復發，而且導致的後果也非常嚴重。

很多人認為慢性前列腺炎不能根治，其實不然。除了藥療之外，今天告訴大家兩個穴位，一個是「湧泉穴」，一個是「然谷穴」，按揉這兩個穴位就能防治前列腺炎。湧泉穴前面已經講了很多了，它就在腳底的上三分之一處，從腳心往上推，有個窩，這就是湧泉穴。然谷穴在腳的內踝骨，往前斜下方2釐米處有個高骨頭，然谷穴就在高骨的下緣，然後將兩個穴位連接成一根線，從湧泉出發一直用手推到然谷穴，千萬不要反著推，這樣就能讓湧泉之水和然谷之火相融合，達到一種平衡的狀態，對於防治前列腺有很大的好處。

另外還告訴大家有個泡腳防治慢性前列腺炎的藥方，就是從藥店買苦參60克，半枝蓮60克。煮好以後泡腿，後背微微出汗為宜。持續一段時間，對前列腺炎的防治效果非常明顯。

最後還有個食療方，對預防和輔助治療前列腺炎很有益處，就是熬車前綠豆米粥。做法是將車前子60克、橘皮15克、通草10克用紗布包好，煮汁去渣，入綠豆50克和薏米100克、大米50克煮粥。空腹服，連服數日。適用於老人前列腺炎、小便淋痛。相信用前面告訴大家的幾種方法，只要持續不懈，就可有效防治前列腺炎。

這邊要提醒男性的是，為了真正避免前列腺炎，就要避免不良的生活習慣，例如不酗酒、不抽煙，少吃辛辣食品、保證充足的睡眠，避免長期憋尿和便秘，心裡要放鬆不要有太大的壓力等等。

性無能、性冷感——重現往日的激情歲月

　　一般人都認爲感受「性」福是年輕人的專利，步入中老年之後，性福也隨著光陰的流逝而一去不復返。事實上，一個健康的人應該一直都會保有性欲，雖然欲望可能不再像年輕那麼強烈。如果我們好好的保養我們的身體，就能讓身體老化狀況延後或者速度減緩，讓激情一如既往。

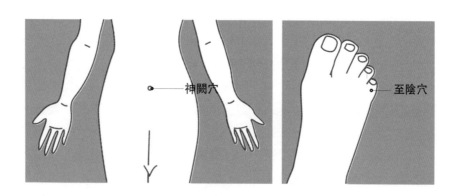

　　足部按摩對性功能障礙有很好的療效。拇指和龜頭相似，又同爲肝經所連接，因此和男女生殖器官有著密切的關係。所以治療性無能和性冷感症，按摩拇指尖端很有效，而促進持久力則以小趾外側甲根邊的「至陰」爲佳。你可以用煙灸拇指端，每天一次，灸 10 分鐘，快的話一周即可見效。對於至陰穴的刺激也一樣，每天一次即可。

　　另外，也可以按摩「神闕穴」，也就是我們的肚臍眼，方法是仰臥位，兩腿分開與肩同寬，雙手掌按在神闕穴上，左右各旋轉 200 次，以深部自感微熱爲度，每天 2～3 次。

對於男性來講，小便的時候踮著腳尖也能提高性功能。這是因為男性的性功能是與腎臟、肝臟等密切相關的，內臟的功能越是活躍，精力越是旺盛，為了增強精力，應該刺激與鍛鍊與內臟功能密切相關的腳底，特別是腳前掌部分，為了達到這個目的，踮腳尖是最有效的方法。其實這個方法也適合上了年紀的老年人，人老了，腎臟和肝臟等漸漸衰弱，因此就會出現陽痿，這時，透過踮腳尖鍛鍊，就可以醫治性功能衰弱。

流感——如何讓我們的身體邪氣不侵

春夏正值傳染性疾病易流行的季節，面對傳染病，首要的就是提高自身免疫力，讓自己的身體百毒不侵。

現在給大家介紹一種簡單易行而且非常有效的辦法，就是以花椒原料泡腳，方法是這樣的：將花椒 20 克放入砂鍋中，加水兩碗，煎煮20 分鐘，過濾，將濾液兌入 40℃以上的熱水中泡腳，每次泡 20 ～ 30分鐘，隨時添加熱水。

只要天天泡腳，就可以增強對流感病毒或其他傳染性疾病的免疫能力。並且能起到祛病延年的效果。

花椒對我們來說並不陌生，它是家庭烹調中常用的芳香作料，但是它的藥用價值卻鮮為人知。花椒具有驅除內寒、輔助陽氣的作用，因而可以善散陰寒之氣，助元陽之不足。另外，還有殺菌、消毒、止痛、止癢、消腫等作用。用花椒煎湯泡腳能起到內病外治的作用，可以增強人體免疫力，尤其對流感病毒有很好的抵抗力。

所以在春天流感病毒肆虐的時候，建議大家每天晚上用花椒煎湯泡腳。除此之外，注意自己的生活習慣也是非常重要的，比如保證充足的睡眠，勤洗手，多喝水，多開窗等，只要能多注意，在流感肆虐的時候就不用怕了。

第15章│腳部疾患不用愁： 養生別忘爲雙腳排憂解難

很多腳的疾患是「走」出來的

品質不好的鞋子會傷腳，但是你知道嗎？許多人的腳部問題，是走路姿勢不正確造成的。

仔細觀察就會發現，凡是長期鍛鍊的人，腳腕都很直，而且力度感很強；雙腳的腳趾不會變形，而且腳趾頭很豐滿。不僅如此，腳弓也很明顯。但是不常鍛鍊的人的腳卻是另外一個樣子：腳腕明顯內傾，力度感很差，雙腳拇趾變形，而且腳趾頭纖細。不僅如此，腳弓塌陷明顯，走路時間長一點都會出現足弓痛，動不動就扭傷腳腕。

現在，很多腳部疾患都在困擾著人們，如腳腕鬆弛、拇指外翻、腳趾變形、足弓痛、足跟痛、痛風腳、跟腱傷痛、拇趾甲內嵌、腳掌掌骨傷痛等。這些腳部疾患，幾乎沒有根治的藥或有效的醫療方案。

據世界衛生組織統計，在全世界 30 歲以上的人群中，只有 15%

的男人和 25% 的女人不受腳病困擾。除特殊原因之外，許多人的腳部疾患基本上可歸咎於足踝功能的退化。從踝部到腳趾共有 26 塊骨骼，血管非常發達，有很強的肌腱和韌帶，還有非常多的足部小肌群。因此，我們的雙腳功能特殊、結構複雜，有以下兩個主要特點：一是極易受傷，二是退化和恢復的速度非常快。

下面是我們從健走的鍛鍊中實踐、摸索出來的，一些用不同的走步方式達到緩解和治癒腳部疾患的方法。鍛鍊方法如下：

❶ 摒棄「外八字腳」走法，要求每走一步時腳尖朝前。

❷ 每走一步都要集中意識用腳大拇趾「用力踩地」，也就是走每一步時都要用拇指蹬一下地。對症狀比較嚴重者，這樣的走法會造成一定的疼痛，這時很多人會放棄這樣的鍛鍊方式，實際上此時的疼痛是正常現象，堅持下去，很多人在一兩個月後都會有所收效。

❸ 如果拇趾外翻症非常嚴重，目前可採取非常有效的醫學手段，但手術之後的足部鍛鍊和走步鍛鍊就更為重要了，因為此症極易復發。建議每週堅持一到兩次 5 ～ 10 千米長走。這種鍛鍊方法還會有效改善、提高腳部另外的四個腳趾的功能。

明礬水、白蘿蔔水泡腳可除汗腳煩惱

為了對付汗腳，有人在水中放適量鹽和數片薑，搓洗雙腳幾分鐘、有人用棉球浸白醋塗抹雙腳、也有人把黃豆打碎煮水來泡腳。上述偏方對腳部有保健作用，對緩解腳氣也有一定功效，但對汗腳卻療效不佳。

對付汗腳，最好辦法是用明礬水泡腳，因為明礬具有收斂作用，可減少汗液的分泌。具體方法是：每天臨睡前在泡腳水中加入明礬 3 ～ 6 克（藥店有售），待明礬融化後泡腳 10 ～ 15 分鐘，每晚一次，連續泡腳 5 ～ 6 天即可緩解汗腳症狀。

也可以將白蘿蔔洗淨，切片，用水煎煮，然後將殘渣去掉，用剩下的汁液泡腳，每天 2 ～ 3 次，每次 20 分鐘左右，連續 5 ～ 7 天，對緩解汗腳的症狀非常好，這種方法簡單易行，不妨試試看。

有汗腳的人不要穿不吸汗的尼龍襪子，最好選擇純棉襪子，因為它的吸汗性能較好，而且最好穿五趾襪，這樣能吸收掉趾縫間的汗水，保持足部通氣、乾爽。襪子洗乾淨後一定要在太陽下曬曬，一方面乾得更透，另一方面有殺菌作用。有墊鞋墊習慣的人，最好也選純棉的鞋墊。

另外，鞋也要保持乾爽。可用茶葉做個小袋放進鞋裡，或是在鞋裡放點竹炭，既能除潮又能祛除異味。男性注意不要一直穿同一雙鞋，最好兩雙皮鞋換著穿，夏天儘量穿透氣性好的涼鞋。

如果腳汗嚴重，應找醫生診治，切不可自行用藥。

🦶 中醫是如何治療「腳氣」和「腳臭」

目前困擾很多人的腳病是腳氣，年輕人往往還有腳臭的問題。中醫認為，腳氣和腳臭都是濕邪下注所致。人體的濕邪總要有一個出處，否則就全都積於體內了。而人體中濕邪的疏泄渠道就是透過腳上的井穴來散的。

井穴指的是經絡的最末梢的穴位。「井穴」中的「井」是經氣生發

之地，此處氣血很薄，但作用卻很大。這就像我們說到子時是一陽生，一陽生雖小，但它生發量全看這生發之地，所以不能小看這一陽。

　　一般的腳氣可以不治，因爲這是人體的一種正常疏泄現象。當然，傳染性真菌的腳氣還是要治療的。

　　藥王孫思邈曾經讓一個腳氣病人持續喝帶糠皮的粥，沒過多長時間，他的腳氣病就好了。孫思邈開具的這個藥方在現代醫學看來其實是很有科學依據的，穀物的糠皮裡富含維生素B群，專門能治腳氣。所以，爲了防治腳氣，不妨多吃點富含維生素B群的未加工穀物，不要只吃精製過的穀物。在這裡介紹一個治療腳氣的小妙方，就是在薏米紅豆湯中加點碎黃豆，用熬出來的湯泡腳，持續一段時間，對腳氣有很好的療效。

　　有腳氣的人可用綠茶水洗腳：綠茶一撮，鹽少許，倒進熱開水悶一下，等茶葉泡開後，用此水洗腳。持續一段時間，腳氣就會改善。也可以用茶樹精油泡腳，因爲茶樹精油具有消毒殺菌的作用。

　　另外，年輕人腳臭不算病，這是向外代謝的功能過強和身體比較健壯的關係。只有身體健壯的人才會腳臭，老年人一般不會腳臭，因爲老年人的代謝力已經減弱了。想告別臭腳，就應該吃一些清熱祛濕的藥，然後每晚都用熱水或者明礬水泡腳。明礬具有收斂作用，可以祛濕止癢。還可以適當多吃些健脾祛濕的扁豆。

驅除「老寒腿」的神奇妙方

民間習慣把久治不癒、反覆發作、受寒時症狀加重、腿部痠麻脹痛沈重的症狀，稱爲「老寒腿」，醫學上則稱「風濕性關節炎」。防治「老寒腿」發作，適當腿足保健很重要，如：

❶ 乾洗腿。用雙手圈住一側大腿根，稍用力從大腿向下按摩，一直到足踝，後再從足踝往回摩擦至大腿根。用同樣的方法再摩擦另一條腿，重覆 10 ～ 20 次。

❷ 甩腿。一手扶牆，先向前甩動小腿，使腳尖向前向上抬起，然後向後甩動，將腳尖用力向後，腳面繃直，腿亦伸直。兩腿輪換甩動，一回以 80 ～ 100 次爲宜。

❸ 揉腿肚。以兩手掌緊挾小腿肚旋轉揉動，每側揉動 20 ～ 30 次，兩腿交換 6 遍。此法能疏通血脈，加強腿部的力量。

❹ 搓腳。將雙手掌搓熱，然後用兩手掌搓兩腳心，各 100 次。此法治足部萎縮痠疼、麻木浮腫等症。

❺ 暖足。俗話說：「暖足涼腦」，老年人一般上熱下寒，上熱多表爲頭暈、頭痛、耳鳴、頭面部怕熱；下寒即足涼，小腿轉筋，大便稀等。暖足就是要經常保持雙足溫暖，每晚都應用熱水泡腳 20 ～ 30 分鐘，可使渾身血液流通，利於身心健康。

❻ 扭膝。兩足平行靠攏，屈膝微向下蹲，雙手放在膝蓋上，順時針揉動數十次，然後再換另一膝蓋。此法也能疏通血脈，治下肢無力，膝關節疼痛。

❼ 飲食。加強飲食營養，多食高蛋白、高熱量的食物，如羊肉、禽類和黃鱔、生薑等。

🦶 腳踝常扭傷，其實是你的腰腿已氣血不足

一位 40 多歲的婦女因為長時間腰痛而鬱鬱寡歡，於是看了醫生。醫生看到她的右腳腳踝明顯比左邊大，就問她痛不痛，她說：「這痛已經很長時間了，偶爾痛一兩天也就過去了。」醫生問她是不是以前扭傷過，她說年輕的時候很喜歡穿高跟鞋，所以腳踝經常扭傷，因為這樣的事情司空見慣，也就不以為然了，每次扭傷後都是貼貼膏藥而已。

透過她的描述，又結合她站姿不正，骨盆左右一高一低的症狀，我們判斷，正是一系列的體態不平衡導致她全身氣血不暢，心情鬱悶。腳踝離心臟最遠，因為長期氣血循環不好而得不到滋養，這也是為什麼經常扭腳的原因所在。

我們先用一般的腰椎和骨盆按摩法疏通源頭，再針對腳部按摩。因為腰和骨盆是腿腳的發源地，所以幾乎所有腿腳的問題，都必須從腰和骨盆的調理開始，否則效果都無法長期維持。

首先用左手拖緊腳踝，並將腳抬起離開床面，右手握住腳背，左手使勁往下拉腳踝，右手再逆時針旋轉整個腳掌，轉一圈後，左手固定，右手瞬間使勁往上推腳掌，這樣反覆 3 次，能活絡腳踝的關節。

這個動作要注意的是左手托緊腳踝，右手逆時針旋轉腳掌，一定要在腳踝繞回原位的時候才可用力瞬間向上壓，否則會容易受傷害會影響療效。

然後，左手握住腳踝，右手拇指接觸腳底，右手四指握住腳掌，右手四指向中心扣壓，可以做 3 次，這個動作可以平衡腳背、促進整個腳掌的血液循環。

最後，雙手交叉握住腳踝，瞬間用力將腳向下牽引，這個動作能夠

加強腳踝的力量，並且伸展開腳踝，讓氣血更加通暢。

　　腳部得到這樣的按摩和舒緩之後，整個身體都會變得輕鬆而有力，全身的骨骼和臟腑也能得到很好的滋養。

　　還有一個簡單的體操，對腳部扭傷有很好的治療和康復作用。身體先挺直站立，雙手自然下垂，然後雙腳尖著地，抬起足跟，大約 10 分鐘左右做 100 次，每天早晚各做一次。這對腳踝是一種綜合鍛鍊，可有效提高人的雙腳踝能力，對腳部扭傷有很好的療效。

　　扭傷除了要按照上面的方法治療外，還可以在腳踝扭傷的時候，馬上在傷處用比較大的力道進行局部的刮痧。氣血淤滯在那裡的話，會看到很多紫色的痧被刮出。也可以找一個梅花針在局部放血，方法其實很簡單：找到腫脹最嚴重的地方，然後用酒精棉球消毒 3 遍之後，取梅花針快速紮幾針，經過這樣的急救處理，扭傷的腳踝會很快好起來。

預防和緩解足部凍瘡

　　凍瘡是多季的常見症狀，多因寒冷而引起的局部組織損傷，好發於血液循環差、離心臟遠的手、腳、耳、鼻等部位，相對而言，腳部發生凍瘡比其他部位多，主要病徵為腳部某處皮膚上出現大小不等、稍高出皮膚表面的紅斑腫塊，腫塊表面呈暗紅色，有痛癢感，遇熱時痛癢感加劇。

◆ 按摩法防治凍瘡

　　凍瘡首先在於預防，對於好發凍瘡的部位，在夏秋季節裡就要著手預防，經常按摩，以減少凍瘡的發生機會。其次是在發生凍瘡的情況下，要及早進行治療，早日恢復健康。

你可以坐在床上（站著也行），左手伸掌並指，用拍打的手法，拍打左下肢前側、外側與後側，自上而下，從髖關節部位開始，經大腿、小腿至踝關節處，反覆多遍，每次5～7分鐘即可。然後，右手伸掌並指，用拍打的手法，拍打左下肢內側面，自上而下，從髖關節開始，經大腿、小腿至踝關節處，反覆多遍，每次2～3分鐘即可。

接下來拍打右下肢，拍打右下肢的方法跟拍打左下肢的方法是一樣的，只是左右手互換。

你還可以拍打踝關節及周圍組織，反覆拍打，每次3～5分鐘。如果你已經得了凍瘡，你可以根據凍瘡所在部位及腫塊的大小，用按揉手法，按揉凍瘡局部及周圍組織，使腫塊縮小或消失，每次反覆進行，一般3～5分鐘一次。

◆塗抹精油或仙人掌等防治凍瘡

將凍瘡的部位洗淨，塗上精油，接著用手輕輕地揉搓直到發熱，一天三次，連續一週就可以緩解凍瘡。冬季到來之前用這個方法還可以預防凍瘡，但如果凍瘡已經破潰了，就不能用這種方法了。

如果用仙人掌，必須將仙人掌去皮，搗爛，攪拌成糊狀，外敷患處，其厚度以能蓋住皮膚為宜，最好用紗布繃帶包紮，沒有的話也無妨，5天後去掉敷料，連續5～7天，也能有效消腫和止痛。

最簡單的辦法就是用鹽泡腳了，取來一盆熱水（最好熱一點），加一把鹽，大概50克左右，浸泡20分鐘左右，每天一次，輕者一般一次就能痊癒，中度患者最少需要三次才能痊癒，同樣不適用於破潰的凍瘡。

如果是小孩子有了凍瘡，可以將蘋果搗爛，與醋一起放入40℃左右的熱水中，讓孩子的雙腳浸泡其中30分鐘左右，每天2～3次，每次浴足30分鐘。

冬季手足皸裂，我們該怎麼辦

在冬季，許多成年人的手、足部皮膚由於皮膚乾燥和線狀裂隙而出現皸裂。手掌、指屈面、足跟、足外側及足底等經常受摩擦和牽引處為好發部位，皮膚病損為深淺、長短不一的裂口，與皮紋方向一致，甚至會出血，常有疼痛感。如果出現上述症狀，應及時找出導致手足皸裂的原因，以減少疼痛。

在氣候乾燥、寒冷的環境中工作，尤其是清潔工人、農民、經常受到機械摩擦的機械工人、搬運工人等，容易手部皮膚增厚、失去彈性，再加上冬季汗腺分泌減少，皮膚乾燥，失去滋潤，當局部活動牽拉時，就會導致皮膚皸裂。

各種物理、化學和生物性因素的刺激和摩擦，使較厚的皮膚變乾、變脆、失去彈性，當局部活動或牽拉力較大時，就會將其拉破而發生皸裂。刺激也易發生皸裂，如經常接觸酸、鹼的工人就容易出現該症。

一些皮膚病如魚鱗病、手足癬、凍瘡等均可在病理條件下發生皸裂。

如何對付手足皸裂呢？

❶ 如果已出現手足皸裂，可用溫水浸泡後，擦上油脂性潤膚品，然後用保鮮膜粘貼患處，並注意防凍。

❷ 取新鮮香蕉皮，用內面擦患處，每日 3 次，每次 5 ～ 15 分鐘。

❸ 取鮮嫩的蘆薈葉適量，洗淨，絞汁塗擦患處，每日數次。

❹ 取芹菜葉適量，水煎取濃汁，趁熱敷患處，每日 3 次。

❺ 取馬鈴薯一個，煮熟後剝皮搗爛，加少許凡士林調勻，放入乾淨瓶內，每日塗 1 ～ 2 次，效果顯著。

🦶 面對惱人的雞眼

雞眼是足生老繭，根陷肉裡，頂起硬凸，疼痛，妨礙行走，又稱「肉刺」，多因穿窄鞋遠行，或走崎嶇道路傷及血脈所致。

雞眼多是由長期摩擦和受壓引起的圓錐形角質層增厚，有角質中心核，尖端深入皮內，基底露於外面。多見於青年人，好發於足底及足趾，如果雞眼尖端壓迫神經末梢，則行走時感覺疼痛。

預防雞眼首先要矯正足畸形，穿著寬鬆、大小合適的鞋，減少局部摩擦和壓迫。

如果有了雞眼，可以外用市售雞眼藥膏，方法是先用熱水浸泡患處，削去表層角質增生部分，並盡可能將中心角質栓小心削去，將雞眼膏的紅色藥塊對準此核心部位貼牢，每週換藥 1 次，換藥前削去已浸白的部分，直到脫落。

另外，也可以取烏梅 10 枚，研成細末，裝入瓶內，加上香油浸泡 7～10 天，和勻成藥膏。用溫鹽水浸泡雞眼，待粗皮軟化去除粗皮，取適量藥膏敷在雞眼上，再用紗布包紮，12 小時換一次藥，3 天為一個療程。

最後，還可以取蘆薈和少許鹽水，研成藥糊。每晚熱水泡腳後，取適量藥糊塗在雞眼上，用保鮮膜覆蓋，再用膠布固定好。每天 1 次，10 天為一個療程，效果也不錯。

在用上述方法軟化雞眼時，如果出現了破皮、出血、流膿等狀況，應該及時到醫院治療，以免貽誤病情。

🦶 巧妙應對突如其來的「小腿抽筋」

小腿抽筋時，小腿肌肉收縮，引起痙攣，常發生於運動、睡眠或是懷孕時。疲勞過度、劇烈運動、出汗過多、受到寒冷刺激、缺鈣也會引起小腿抽筋。

平時一旦發生腿抽筋，可以馬上用手抓住抽筋一側的大拇趾，再慢慢伸直腳，然後用力伸腿，小腿肌肉就不抽筋了；或用雙手使勁按摩小腿肚，也能見效。

預防小腿抽筋應該做好下面的工作：

夜裡抽筋的人，尤其要注意保暖，不妨在睡覺前伸展一下肌肉，尤其是容易抽筋的肌肉部位。

運動時間不可過長，以免引發抽筋。補充維生素 E，適當補鈣，食用含乳酸和氨基酸的奶製品、瘦肉等食品，能促進鈣鹽溶解，幫助吸收。

平足和其他身體構造的問題使一些人特別容易發生腿抽筋，穿合適的鞋子是彌補的方法之一。

睡前伸展腓腸肌和足部肌肉可預防抽筋。伸展方法和腿抽筋時伸展腓腸肌和足部肌肉的方法相同。另外，還可以將足前部置於樓梯的第一階，慢慢下壓腳跟使腳跟位置低於階梯位置。

足跟痛不用慌，三種方法幫你忙

53 歲的張女士最近起床的時候，腳跟一踏到地上就會感到刺痛，但是只要起來活動活動，疼痛的感覺好像就消失了。等到她吃完早餐，起身走路的時候，腳跟的疼痛感又出現了，於是她每天重覆這樣的生活，只要一段時間沒有走路，重新踏出第一步的時候都會很疼痛……

足跟痛常見於 50 歲以後的女性，主要病徵是足跟局部疼痛，行走不便，勞累或行走過多時症狀加重，有的局部紅腫，疼痛明顯，少數患者疼痛劇烈，不能站立和行走。

此病的特點是疼痛和行走障礙，嚴重的時候會影響生活，其主要原因是跟骨骨刺。跟骨下脂肪墊損傷、跟骨骨折、骨皮下滑囊炎等；其他如蹠筋膜炎、跟腱周圍炎、跟骨結核腫瘤、類風濕關節炎等，都可能引起足跟痛。

止痛或緩解方法：

方法 ❶：按摩「商丘」。 拇指按放在足內踝前下方凹陷中，當舟骨結節與內踝尖連線中點處的商丘穴，首先用指端點按，一按一鬆，連按 21 次；其次用拇指指腹推擦商丘，連續擦動 1 分鐘；最後用拇指或食指指腹按揉商丘，和緩地揉 1 分鐘。

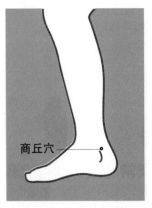

商丘穴

刺激商丘對因扭傷引起的足踝疼痛有治療效果，並有助於防治胃脘脹痛、飲食減少、大便稀等胃腸病症，其他如舌根強硬、黃疸等，也易於配合按摩。

　　方法 ❷：滾輪運動。將一支 500 毫升的礦泉水瓶裝滿八成水，放入冰箱，結冰後取出。坐在椅子上，穿上襪子，將冰凍後的瓶子放在右腳腳底來回滾動，大約 10 分鐘之後，再換左腳進行同樣的動作，再進行約 10 分鐘，如果你無法適應這種冰凍的感覺，可以換一個與這個瓶子同樣粗的圓柱形木棒代替。

　　方法 ❸：止痛浴足法。川芎 15 克、尋骨風 15 克、川牛膝 15 克、黃柏 10 克，伸筋草 30 克煎水浴足。

第 16 章 ┃ 專業才是王道：
學學足療按摩師的專業技法

🦶 學前必知—足部按摩的常用工具

對足部反射區和穴位的按摩除了用雙手之外，身邊的小東西也能幫你忙，如牙籤、香煙、迴紋針等，下面我們就來分別介紹一下這些好用的小工具：

❶ 牙籤或髮夾

牙籤和髮夾是我們足部按摩常用的小工具，你可以用 10 根牙籤捆成一束，或用髮夾的鈍頭代替拇指按壓穴位，按壓幾次後應該暫停一會兒再繼續。

急性疼痛者可以用尖頭刺激，慢性疼痛者用鈍頭刺激，每次刺激 3 秒鐘，可反覆進行。

❷ 吹風機

將吹風機對準足部穴位或者反射區，用熱風吹，直到足部產生灼燙感後移開，等灼燙感消失後，再接著吹第二次，如此反覆進行。

❸ 艾條

用點燃的艾條，熏灼足部穴位或反射區，可以代替手進行按摩。需要注意的是，點燃的艾條與皮膚的距離最好在 1 ～ 1.5 釐米，當皮膚有灼熱感的時候應該立即將艾條移開，可重覆 7 ～ 10 次，這個方法非常簡單方便，不妨長期使用。

❹ 吸塵器

你知道嗎？家裡的吸塵器也可以幫助我們進行足部按摩。將吸塵器口上的其他部件全部取下，直接露出軟管，把圓形的軟管頭緊貼著腳底，然後利用吸塵器的吸力吸足底的皮膚。當被吸的部位有一種被夾緊或吸入的感覺時，再拿開軟管，去吸其他的部位，如此反覆進行，直到把整個腳底全部吸遍爲止。

用以上工具來做足部按摩，一般說來都能達到預期的效果。此外，還可以視情況用刷子、梳子等做足部按摩。

怎樣最快最準確地找到腳部的穴位

自古以來所有的醫家都提倡「離穴不離經」，就是說穴位可以找不準，但經絡找對就行了。按不準穴的，就用敲打法，一敲打，就可以把那個穴位從身體深層敲出來了。古時的藏寶圖，都是手繪的，一定沒有現在的經絡圖清楚，寶物也照樣找得到；穴位就是我們身上的寶物，仔細找一找，不會太難發現。在這裡要介紹一些任何人都能使用的、能最快最準確地找到穴位的方法的訣竅。

❶ 找反應

身體有異常，穴位上便會出現各種反應，這些反應包括：

壓痛：用手一壓，會有痛感。

硬結：用手指觸摸，有硬結。

感覺敏感：稍微一刺激，皮膚便會很癢。

色素沉澱：出現黑痣、斑點。

溫度變化：和周圍皮膚有溫度差，比如發涼或者發燙。

在找穴位之前，先壓壓、捏捏皮膚看看，如果有以上反應，那就說明找對地方了。

❷ 記分寸

我們可以通過自己的手指來找穴位。一般情況下，大拇指關節的寬度是「一寸」；食指和中指並列，第二關節的寬度就是「兩寸」；把四指並攏，第二關節的寬度就是「三寸」。

另外，如果知道身體中哪一部位有什麼骨骼，找起穴位來就更容易了。例如，我們低頭時，脖子後部正中有一塊最突出的骨頭，就是第七頸椎；腰部左右兩側突出的骨頭，也就是繫腰帶的位置，跟第四腰椎的突起在一條線上。

別讓好心做壞事─按摩禁忌要知道

自從上次體檢查出脂肪肝之後，36 歲的孫女士就比較注意養生了，

最近搭上了「足療養生」的熱潮，每周末都要光臨足部按摩中心。

這周末也不例外，孫女士來到了足部按摩中心，足療小姐看她臉色不是很好看，就問她現在是不是生理期？「是啊，昨天開始。」孫女士有些疑惑，這跟足部按摩有什麼關係嗎？「生理期是不能進行足部按摩的，還是等經期過了再來吧。」足療小姐很客氣地說。原來還有這樣的禁忌，孫女士恍然大悟。

足部按摩的療法優點雖多，但也不能包治百病，對如下病症要禁忌，不可亂用。

❶ 各種嚴重出血性疾病，如腦溢血、子宮出血、消化道出血、支氣管擴張出血、內臟出血等。

❷ 急性心肌梗塞，嚴重的心、肝、脾、腎功能衰竭。

❸ 妊娠期，以及經期月經量過多者。

❹ 一些外科疾病，如急性闌尾炎、腹膜炎、腸穿孔、骨折、關節脫位等。

❺ 各種傳染性疾病，如肝炎、結核、流腦、流行性乙型腦炎、傷寒及各種性病等。

❻ 各種中毒的搶救期，如煤氣、藥物、食物中毒，毒蛇、狂犬咬傷等。

❼ 各種嚴重精神病患者。

上述病症病情急迫、嚴重時，不可延誤急救時機，必須立即去醫院救治。足療在此時顯然不宜使用，但可在康復期間輔助治療。

若身為足部按摩師應該懂得心理學及中醫保健養生的知識，並運用於整個操作過程中，對被施術者的健康狀況提出一些建議和指導。

🦶 細節定乾坤：按摩順序要講究

　　足部按摩大致要按照這樣的順序：「先左後右，自上而下，先內後外，先足底後足背」。

　　先左後右，就是先做完左腳，再做右腳。因為左腳上有心、脾等重要的器官。特別是心臟，由於嚴重的心臟病患者不能接受強烈的按摩刺激，所以我們要在左腳的心臟反射區處，由輕而重，慢慢增加按摩的力度，對其他反射區的按摩手法都要從輕，以免患者發生意外。脾是主要的免疫器官，如果在按摩脾反射區時發現病徵，這往往提示在身體的其他部位存在著某些問題，在按摩其他反射區時需加留意。

　　自上而下，即從頭部的反射區開始，再到胸部、再到腹部，然後到盆腔部的反射區，也就是先按摩腳趾（先拇指再其他四個腳趾）然後按摩腳掌的前半部、中部，最後按摩腳跟。

　　先內後外，先足底後足背，是指先按摩腳的內側，再按摩腳的外側，最後按摩足背的反射區。

　　關於按摩的順序，除了前面四句話之外，還有一句很重要的話：「排泄三區成一片，開始結束各三遍」。排泄是指腎、輸尿管、膀胱三個排泄器官，這三個器官的反射區像一個啞鈴形連成一片，在按摩開始的時候和結束的時候都要反覆按摩，至少三遍，這是因為足部按摩能促進血液循環，將腳上和全身所積存的新陳代謝廢料、有害物質送到腎臟，讓其從尿液中排出，所以要多按摩排泄器官的反射區，以加強排泄功能。

　　總結起來，足部按摩的大致順序是：

　　先按摩左腳：腎、輸尿管、膀胱反射區—腳掌（從腳趾到腳跟）——腳內側—腳外側—腳背—腎、輸尿管、膀胱發射區。

再按摩右腳，順序同左腳。其實這只是一個大致的順序，每個人都有自己習慣的按摩順序，不強求完全一致。「習慣成自然」，只要形成了自己的一套習慣順序，就不容易遺忘，不至於在按摩中漏掉了重要的反射區。

足部按摩要分時間、季節和體質才有效

48歲的王女士是足療忠實的追隨者，她說足療把她從痛苦的深淵中解救出來，治好了她的高血壓、高血脂，還能讓她天天保持平和、愉快的心情，於是她天天去做足療，從沒有間斷過。可是最近她有些疑惑：不知道為什麼最近感覺渾身無力，有時候不想做任何事情，難道足療也會出問題嗎？於是她找了專家問個究竟，因而得知，足療也要分時間、季節和體質才有效，不能一概而論。

足療現在很流行，大街小巷到處可見足療店，它確實能治療很多疾病，因為腳是人的根，在根上疏理、疏通的效果當然成效最好的。按摩足底如同生爐子一樣，爐子裡堆了很多煤塊，塞得太實了，火就不容易燒得旺、燒得透。只要在爐子底下一翻動，讓其稍有一些空隙、鬆動，整個爐子的火就騰地一下燃了起來。但是爐子已經燒得很旺了，你還在反覆地翻動爐底，只能是大量消耗煤塊，浪費能源，而且時間一長，架得太空了，爐子的火沒了底氣，燃燒的速度就會慢下來，還會有熄滅的危險。

足部按摩與翻動爐底的道理是相同的。很多人在一開始感覺效果非常明顯，是因為它的確疏通了經絡。可時間一長，人反倒容易疲勞了，特別是在冬天，是貯存能量的季節，要是還做足底按摩，等於不斷在翻

動爐底，大量消耗自身的能源，可想而知，身體反倒會越來越虛弱。

　　可見，足底按摩是一個很好的防治疾病的方法，只要正確運用，就能幫你除病健身，但如果用得太勤、不分季節、不分體質，效果往往適得其反。冬季最好不做或少做足部按摩。如果非要做，半個月一次就足夠了。做足底按摩的同時，補血、補腎的食療必須跟上。身體虛弱的人最好少做，如果要做的話，不要做全足按摩，只要針對身體出現的不適之處，選擇一兩個反射區，對症按摩就可以了，而且按摩的時間不要太長，幾分鐘就行了。

　　其實不同的病症也要分不同的時間按摩，找最佳的按摩時間，這樣治療的效果會更明顯。（見下表）

註：峰值表高，谷值表低

病症	按摩最佳時間	說明
高血壓	9 時，17 時	高血壓峰值前 1 小時
高血脂	14 ～ 18 時	血脂峰值前 1 小時
貧血	11 時，19 時	紅細胞及網織紅細胞活躍期
血小板減少	19 ～ 21 時	血小板谷值開始之際
心肌、腦梗塞	6 ～ 9 時	血黏滯度峰值前 1 小時
胃酸過多	18 時	胃酸分泌谷值前 1 小時
萎縮性胃炎	4 ～ 10 時	胃酸分泌谷值前 1 小時
肝病	19 ～ 20 時	肝血流量開始增加時
膽結石	7 ～ 8 時	膽舒張峰值之後
腎上腺功能低下	7 ～ 8 時	腎上腺功能峰值時
甲狀腺功能減退	20 時	促甲狀腺激素分泌時
糖尿病	9 ～ 10 時	胰島素分泌峰值時

足部按摩不可不知的注意事項

　　足部按摩要注意一些事項：

❶ **對環境的要求**：按摩室內要保持清靜、整潔，保持空氣新鮮，避風、避強光、避免雜訊刺激。

❷ **對按摩者的要求**：按摩者應保持雙手清潔、溫暖，常修指甲，以免刮傷皮膚。

❸ **對被按摩者的要求**：被按摩在按摩前後應各飲 1 杯溫開水，並避免在過饑、過飽、酗酒或過度疲勞時做按摩，飯前、飯後 1 小時內也不宜進行按摩。

❹ **對按摩前的要求**：為了加強療效，防止皮膚破損，按摩前可對按摩部位施用滑石粉、按摩乳、香油、薄荷水、白酒、蔥薑汁等潤滑劑。

❺ **關節、軟組織患者**：治療各種關節、軟組織損傷的時候（如頸部、腰部），應該邊施手法，邊囑患者活動患部。

❻ **靈活選擇代替品**：足穴部位較小時，可選用一些圓滑的器械代替手指按摩，如筷子、筆帽等。

❼ **時間限制**：自我保健按摩時間以每天一次為宜，每次 20 ～ 30 分鐘，可選擇清晨起床前或晚上臨睡前。

❽ **正常反應**：有些人按摩後會出現排尿增多、大便次數增加、出汗增加、口渴、睡意增強、發熱、流眼淚，女性出現白帶或白帶的量和異味增加等症狀，這些均屬正常反應，患者不宜因此而中斷足部按摩。

❾ **鹽水泡腳**：長期按摩，腳會出現痛覺遲鈍，這時候可以用鹽水泡腳，

以恢復感覺。

⑩ 利用按摩器具時要注意：用按摩器具的時候，應該避開骨骼突起處。以免擠傷骨膜。

如何讓效果事半功倍：按摩完要喝水

　　水是生命之源，人體的一切生命活動都離不開水。水是人體重要的組成物質，人體重量的大約70%都是水，體內的每個細胞也需要水。體內不缺水，各個器官才能發揮正常的生理功能，人一旦缺水，含大量水分成分的血液將變質，生命也將受到威脅。所以我們要保證體內有充足的水分，每天最好要喝6～8杯水（約2000毫升），如果大量流汗、從事體力勞動或劇烈運動的時候，可以多補充一些。

　　進行足部按摩，所有內臟組織的新陳代謝都能加強，存於腳底的堆積物就會隨著血液循環到達腎臟，然後到膀胱，如果不及時喝水和排便，這些廢棄物就不能排出體外，只能滯留在腎臟或膀胱，時間長了會導致腰痛或膀胱炎，所以足部按摩後一定要記得喝水，但不要喝冰冷的水，以免寒氣在體內凝滯，影響氣血的循環。

　　保持體內有充足的水分，除了能及時排除體內垃圾外，還能養護自己的容顏，因為內體毒素垃圾沒有了，肌膚自然會淨白透亮，所以要隨時給身體補充水分，不要等渴了再喝，其實這時候身體已經嚴重缺水了，這樣相當於在做亡羊補牢的事情。對於身體虛弱、內臟功能不正常的病人來說，水的代謝能力差，更要注意這個問題。只要保持體內水分充足，就什麼都不怕了。

足部按摩四種簡易手法很好學

足部按摩手法是一種技能，也是一種高級的肢體運動形態，手法的直接作用物件是人體，不僅可以直接引起關節位置、軟組織形態的改變，更爲重要的是，運用按摩等手法爲一種外界的刺激因素能夠啓動經絡系統的整體功能，使身體趨於康復。

下面就朋友或者是家人之間，能夠採用的四種常用的按摩手法進行一個簡略的介紹。

❶ 撫摸

操作要領：首先將手指並攏，然後用手掌和指腹沿著按摩部位稍微用力緩慢滑動，其原則是從肢體末端出發，採取由外向內、由下而上的順序進行。撫摸屬於按摩的基本手法，所以，可以用於身體任何部位的按摩中去。

功效：促進血液循環，緩解肌肉的疲勞和痠痛。

❷ 擠壓

操作要領：此法大多用於穴位的點擊式按摩，不太適合大面積情況下的按摩，操作方法是用拇指進行垂直或者是旋轉式的深入按摩。

功效：消除疼痛，活血除淤。

❸ 拍擊

操作要領：兩掌微弓進行拍打需要按摩的部位，按摩之前可起到喚醒和啓動肌膚活力的作用，而按摩之後，則可以對經過按摩的部位進行一個還原性的安置，以讓肌膚細胞充滿活力，擔當起屬於自己的職責。

功效：活血化淤，排出毒素。

❹ 揉捏

操作要領：此法需要食指和拇指相配合，借助指腹進行適當用力，此法用於腳趾和腳跟等較小部位的按摩；而對於較大部位的按摩，可以採取右手四肢並攏成彎曲狀，並用虎口進行力量適中的抓捏按摩。

功效：可舒筋活血。

第 17 章 ｜ 日常養腳、護腳的知識問答：

糖尿病人適合用熱水泡腳嗎

問：糖尿病人適合用熱水泡腳嗎？

我們建議糖尿病患者不要用熱水燙腳，洗腳水的溫度最好不要超過體表的溫度，這是因為糖尿病患者的末端神經對熱量的感覺有些遲鈍，而且足部皮膚易破損，在燙腳時易受到燙傷感染等傷害。所以糖尿病患者不要用超過體表溫度的水燙腳。

問：兒童泡腳是好事還是壞事？

熱水泡腳雖好，但是不一定適合孩子。只有那些體質較差、經常出虛汗、容易生病的孩子才適合泡腳療法，而健康的孩子是沒有必要多泡腳的，洗洗就可以了。

此外，家長在給體虛的孩子泡腳時，應注意以下幾點：

泡腳水的溫度：給孩子泡腳時，要視孩子的具體耐熱程度而定，不能太熱，如果常用過熱的水給孩子泡腳，會使孩子足底韌帶因受熱而變形、鬆弛，不利於足弓發育，日久容易誘發扁平足。

泡腳的時間：很多人都認 晚上泡腳好，一是方便，二是利於孩子睡眠。但如果有充足的時間，可以根據孩子體質，選擇不同的時間，比如脾胃虛弱的孩子，泡腳時間可以選在早上 9 點左右，因為這個時候脾胃經當令，給孩子泡腳補脾胃的效果最好；腎精不足的孩子，泡腳時間可以選擇腎經當令之時，即 17 點到 19 點。

飯後半個小時內不宜泡腳：剛吃完飯，人體內大部分血液都流向消化道，如果飯後立即用熱水泡腳，本該流向消化系統的血液轉而流向下肢，日久會影響消化吸收而導致營養缺乏。因此，最好吃完飯過一小時後再洗腳。

問：用手搔嬰兒的腳底到底好不好？

用手指搔嬰幼兒的腳底，孩子會發出笑聲，這樣對孩子的健康和大腦的發育是非常好的，每天只要你用手指輕輕地搔嬰幼兒的腳掌心，使其發癢並發出笑聲，進行 1 ～ 2 分鐘就夠了。一天幾次反復地進行這樣的鍛煉，長期下來，嬰幼兒的腳部功能就可以得到增強，他會比沒有進行這種活動的其他嬰幼兒更早些走路。

幼兒能走路，也有利於促進大腦發育，因為對腳底的刺激，可以啟動大腦的神經細胞，使它們相互聯繫起來。如果刺激腳掌心以後，

再對各個腳趾進行刺激，就可以使嬰兒保持身體的均衡成長，頭腦也能變得靈活。

問：凍腳可以用熱水燙嗎？

很多人認為腳受凍後可以用熱水燙燙腳，這樣做不但使腳舒服還有利於腳部凍傷的恢復，其實這樣的想法是錯誤的。

腳為什麼會凍傷，主要是因為腳部受到了冷風寒的侵襲，溫度低過身體正常耐受程度，這時候如果讓腳部突然接觸到比較燙的水，會使腳部的溫度驟熱，皮膚和肌肉經受不起幾十度巨大的溫差，從而加重了凍腳的症狀。所以，凍腳應用手適度揉搓，使腳發熱，然後用溫水洗腳即可，不可用熱水燙腳。

問：孩子按摩和成人按摩有什麼區別嗎？

孩子的按摩和成人按摩一定是有區別的，因為孩子的身體較柔軟、富有彈性，就像春天樹木剛剛吐出的嫩芽，嬌嫩而軟弱。而成人的身體就僵硬很多，皮膚的彈性與小孩也不能比。而且孩子天性愛玩，愛跑愛跳，這個過程中就已經起到了疏通經絡、活血化淤的作用。所以只要保障孩子的營養全面、均衡，確保睡眠及玩耍的時間，孩子就能健康成長。因此一般情況下，不要考慮給孩子進行按摩。但是如果孩

子身體出現不適的時候，可以對相應的部位進行按摩，同時配合食療幫助孩子康復。因為孩子的經絡要比成人疏通，給孩子按摩的時候最好力度要小，時間要短，範圍要小。而成人就沒這麼多限制了。

問：懷孕後為什麼會腳痛，該怎麼對症治療？

有些女性，在懷孕後腳就會痛，這是因為懷孕後腳首先要支撐增加的體重，女性懷孕後脊椎前彎、重心改變，懷孕末期由於鬆弛素的分泌，頸、肩、腰背常常痠痛，腳更不堪重負。人體的腳弓由橫弓和縱弓組成，橫弓在腳底的前部，內側縱弓較多，外側縱弓較少。腳弓正常的時候，站立和行走主要由第 1、5 蹠骨頭和跟骨負重，孕婦因為體重增加，使維持腳弓的肌肉和韌帶疲勞，不能維持正常腳弓，所以會 生腳痛。孕婦應該重視腳的保健，一般來說應該做到以下幾點：

❶ 懷孕 3 個月後要穿寬鬆舒適的鞋子，前後要留有 1 釐米的餘地，鞋底要防滑，鞋後跟高度以 2 釐米為佳。孕婦的腳容易水腫，應該選擇柔軟的天然材質的皮鞋或布鞋，可有效減少腳的疲勞。合成革鞋或旅遊鞋沈重而不透氣，會使孕期腳部水腫加重。

❷ 在懷孕後，平時需要做腳部的保健操，這有助於腳步疲勞的恢復，如腳緣行走，腳趾行走，用腳趾撿拾物品等。每天用溫熱水腳浴，還能讓孕婦生產後迅速恢復身材。

問：懷孕的婦女可不可以做足療？

大家可能會有這樣的疑問，懷孕的婦女可不可以做足療呢？其實是可以的，而且效果也非常好。但是習慣性流產的婦女最好不要做，尤其是第三個月更不要做。有把握的話可以找專家做足部按摩，對胎兒的健康發育和成長有好處，因為進行足部按摩可以促進骨盆腔的血液循環。但是要禁止強刺激，這一點要注意，要輕柔而不能強烈地進行擠壓刺激。

問：多久按摩一次最理想，幾次可以見效？

健康欠佳的人，剛開始一兩個月內，每天一次或兩天一次按摩，效果最佳。保養保健的人，可以間隔按摩，以保持良好的健康狀況。

問：進行足部按摩時可以服藥嗎？

我們大家可能有這樣的疑問，按摩的日子裡還要再服藥嗎？如果服藥的話，對身體有什麼影響嗎？這要視具體情況而定。

❶ 如果你患有癲癇、心臟病、高血壓、糖尿病等疾病，並長期依賴藥物控制，必須維持服用，直到病情改善。

❷ 如果你患的是一般病症，可以視情形暫時減少服藥。

❸ 如果你沒有長期依賴藥物的習慣，即不必打針吃藥，只按摩治療就可以了。

附錄　足部穴位位置與功效速查表

經絡	穴位	部位	主治
足陽明胃經	解谿	足踝關節面橫紋中央	頭痛、眩暈、癲狂、腹脹、便秘、下肢萎縮、水腫、腎炎
	衝陽	足背部，第二、三趾骨之間，足背之最高或足背動脈波動，解谿穴下 1.5 寸	頭痛、口眼歪斜、牙痛、癲狂、胃痛、厭食、足痿無力、足背腫痛
	陷谷	足背部、第二、三蹠骨結合部前方凹陷處	面浮身腫、目赤腫痛、腸鳴腹痛、足背腫痛
	內庭	足背第二、三蹠趾間關節前的縫紋端	牙痛、咽喉腫痛、口歪、鼻出血、胃痛、腹脹、泄瀉、痢疾、便秘、足背腫痛
	厲兌	足第二趾外側，趾甲角旁 0.1 寸處	面腫、口歪、牙痛、鼻出血、咽喉腫痛、失眠多夢、癲狂、鼻流黃涕
足太陽膀胱經	昆崙	外踝尖與跟腱水平連線的中點凹陷處	頭痛、項強、目眩、鼻出血、癲狂、難　、腳跟腫痛、肩背拘痛、腰痛
	僕參	昆崙穴直下，跟骨外側面赤白肉際處	下肢萎縮、足跟痛、癲狂、腳氣、膝部紅腫、踝關節及其周圍軟組織疼痛
	申脈	外踝正下方凹陷處	眩暈、腰腿酸痛、目赤痛、失眠、中風、踝關節傷
	金門	在申脈前下方，骰骨外側凹陷中	頭痛、小兒驚風、牙痛、耳聾、耳鳴、腰痛、下肢縮痹、痹痛、外踝痛
	京骨	足外側緣、第五趾骨粗隆下方赤白肉際處	頭痛、項強、目翳、腰腿痛、鼻出血、膝痛腳攣、半身不遂
	束骨	足外側，第五蹠骨蹠趾關節前下方凹陷中	頭痛、項強、目眩、癲狂、腰腿痛、耳聾、目疾
	通谷	足外側，第五蹠趾關節前下方凹陷處	頭痛、項強、目眩、鼻出血、癲狂
	至陰	足趾外側，小趾甲根角旁 0.1 寸	頭痛、目痛、鼻塞、鼻出血

經絡	穴位	部位	主治
足少陽膽經	丘墟	外踝前下方，趾長伸肌腱的外側凹陷中	胸脅腫痛、痹痛、瘧疾、偏頭痛、中風偏癱、疝氣、目赤腫痛
	足臨泣	在足背外側，第四、五蹠骨結合部前方凹陷處，小趾伸肌腱的外側	目赤腫痛、胸脅疼痛、月經不調、遺尿、乳痛、瘰癧、瘧疾、足跗疼痛、中風偏癱、耳聾、頭痛
	地五會	足背前部，第四、五蹠骨間，小趾伸肌腱的內側緣	頭痛、目赤、耳鳴、耳聾、脅痛、乳痛、內傷嘔血、足背腫痛、瘰癧
	俠谿	足背第四、五趾間的縫紋端	頭痛、目眩、耳鳴、耳聾、目赤腫痛、脅肋疼痛、乳痛、瘧疾、足跗腫痛
	足竅陰	足第四趾外側，趾甲根角旁 0.1 處	偏頭痛、目眩、目赤腫痛、耳聾、耳鳴、咽喉腫痛、失眠、脅痛、呃逆、月經不調
足太陰脾經	隱白	足拇趾內側趾甲根角旁 0.1 寸處	腹脹、便血、尿血、月經過多、癲狂、失眠多夢、驚風、急性腸炎、出血
	大都	足拇趾內側，第一蹠趾關節前緣赤白肉際處	腹脹、胃痛、嘔吐、泄瀉、便秘、手足厥冷
	太白	第一蹠骨小頭後緣赤白肉際處	胃痛、腹脹、嘔吐、腸鳴、泄瀉、便秘、痔瘻、腳氣、胸脅脹滿、骨節酸痛
	公孫	第一蹠骨底的前緣赤白肉際處	胃痛、腹脹、嘔吐、腹痛、泄瀉、痢疾
	商丘	內踝前下方凹陷處，舟骨結節與內踝高點連線之中點	腹脹、腸鳴、泄瀉、便秘、黃疸、足踝痛、消化不良、小兒抽搐

經絡	穴位	部位	主治
足厥陰肝經	大敦	足拇趾處外側，趾甲根角旁 0.1 寸	疝氣、遺尿、閉經、崩漏、陰挺、淋證、陰部腫痛
	行間	足背第一、二趾間，蹠趾關節前的縫紋端凹陷處	頭痛、目眩、目赤腫痛、夜盲、口歪、脅痛、疝氣、小便不利、崩漏、月經不調、痛經、帶下、中風、遺尿、失眠
	太衝	足背第一、二蹠骨結合部前的凹陷處	頭痛、眩痛、目赤腫痛、口歪、脅痛、遺尿、腹脹、疝氣、崩漏、月經不調、小兒驚風、痹痛、癃閉、黃疸、嗝逆
	中封	內踝前 1 寸，脛骨前肌腱內側緣凹陷處	疝氣、遺精、小便失利、腹痛、黃疸
	湧泉	足底部，曲足時足前部凹陷處，約當第二、三趾趾縫紋頭端與足跟連線的前 1/3 與後 2/3 交點上	頭痛、頭昏、失眠、目眩、咽喉腫痛、失音、便秘、小便不利、小兒驚風、癲狂、昏厥、中風、中暑、不孕
	然谷	內踝前下方，舟骨粗隆下緣凹陷處	月經不調、帶下、遺精、消渴、泄瀉、咯血、咽喉腫痛、小便不利、小兒臍風、口噤、陰挺、胸脅脹痛、黃疸、下肢萎縮、痹痛
足少陰腎經	太谿	內踝與跟腱水平連線的中點	月經不調、遺精、陽痿、小便頻數、便秘、消渴、咯血、氣喘、咽喉腫痛、失眠、腰痛、耳聾、耳鳴、腎炎
	大鍾	太谿穴直下 0.5 寸，跟腱附著部前緣凹陷處	癃閉、遺尿、小便不利、便秘、咯血、氣喘、癡呆、足跟痛、月經不調
	水泉	太谿穴直下 1 寸，跟骨結節上方凹陷處	月經不調、痛經、閉經、陰挺、小便不利、目昏花、腹痛
	照海	內踝尖正下方，赤白肉際處	月經不調、帶下、陰挺、小便頻數、癃閉、便秘、咽喉幹痛、失眠

國家圖書館出版品預行編目 (CIP) 資料

養生先養腳 / 邊長宗著 . -- 二版 .
-- 新北市 : 木馬文化出版 : 遠足文化發行 , 2016.04
　面 ;　公分
　ISBN 978-986-359-229-7(平裝)

1. 按摩 2. 經穴 3. 腳

413.92　　　　　　　　　　　105003415

養生先養腳

作　　　者 —— 邊長宗

總 編 輯 —— 陳郁馨

副總編輯 —— 李欣蓉

編　　　輯 —— 陳品潔

封面設計 —— 小痕跡設計

行銷企畫 —— 童敏瑋

社　　　長 —— 郭重興

發行人兼出版總監 —— 曾大福

出　　版 —— 木馬文化事業股份有限公司

發　　行 —— 遠足文化事業股份有限公司

地　　址 —— 231 新北市新店區民權路 108-3 號 8 樓

電　　話 —— (02)2218-1417

傳　　真 —— (02)8667-1891

E m a i l —— service@bookrep.com.tw

郵撥帳號 —— 19588272 木馬文化事業股份有限公司

客服專線 —— 0800221029

法律顧問 —— 華洋國際專利商標事務所　蘇文生律師

印　　刷 —— 成陽印刷股份有限公司

再版一刷 —— 2016 年 4 月

定　　價 —— 300 元

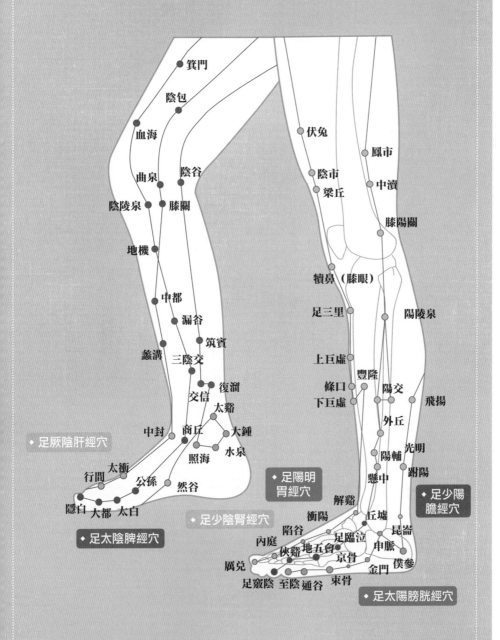

人體腿部 腳部經絡穴位圖 側面

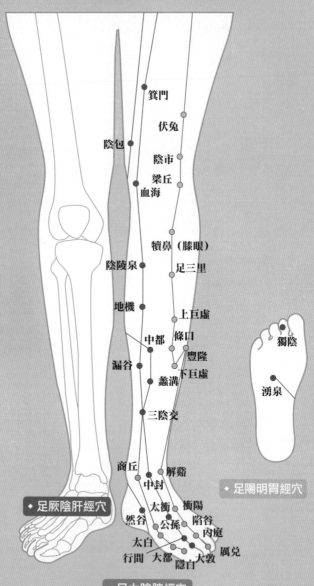

箕門
伏兔
陰包
陰市
梁丘
血海
犢鼻（膝眼）
陰陵泉
足三里
地機
上巨虛
條口
中都
豐隆
下巨虛
漏谷
蠡溝
三陰交
商丘
解谿
中封
衝陽
太衝
然谷
公孫
陷谷
太白
內庭
行間
大都
隱白
大敦
厲兑

獨陰
湧泉

◆ 足陽明胃經穴
◆ 足厥陰肝經穴
◆ 足太陰脾經穴

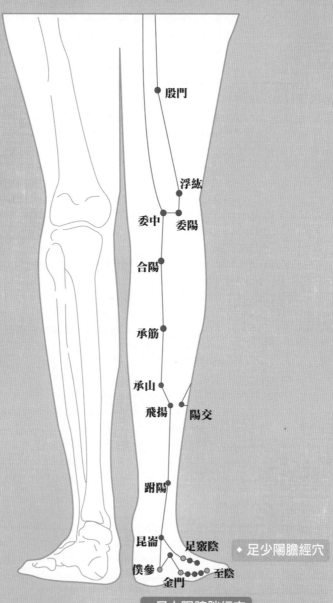

人體腿部 腳部經絡穴位圖 背面

殷門

浮郄

委中　委陽

合陽

承筋

承山

飛揚　陽交

跗陽

昆崙　足竅陰

僕參　　　　至陰

金門

◆ 足少陽膽經穴

◆ 足太陽膀胱經穴

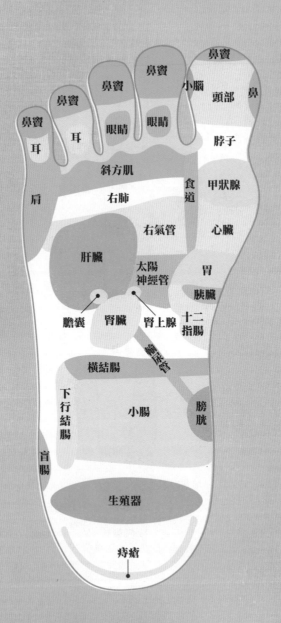

鼻竇
鼻竇
鼻竇
鼻竇
小腦
頭部
鼻
鼻竇
耳
耳
眼睛
眼睛
脖子
肩
斜方肌
右肺
食道
甲狀腺
心臟
右氣管
肝臟
太陽
神經管
胃
胰臟
膽囊
腎臟
腎上腺
十二
指腸
橫結腸
輸尿管
下行結腸
小腸
膀胱
盲腸
生殖器
痔瘡

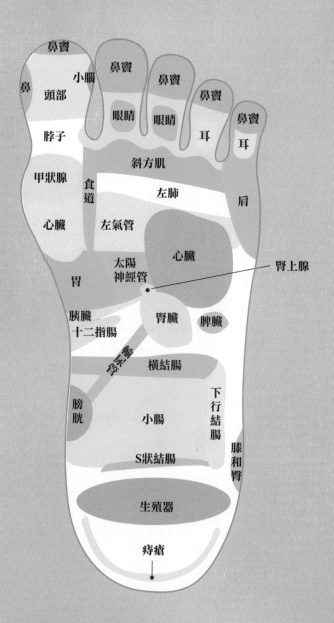

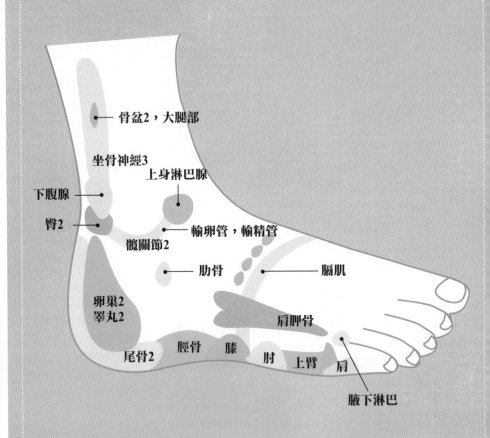

骨盆2，大腿部

坐骨神經3

上身淋巴腺

下腹腺

臀2

髖關節2

輸卵管，輸精管

肋骨

膈肌

卵巢2
睪丸2

肩胛骨

尾骨2　脛骨　膝　肘　上臂　肩

腋下淋巴

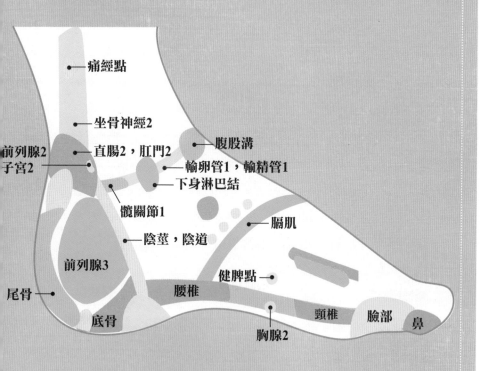

痛經點

坐骨神經2

前列腺2

直腸2，肛門2

子宮2

腹股溝

輸卵管1，輸精管1

下身淋巴結

髖關節1

膈肌

陰莖，陰道

前列腺3

健脾點

尾骨

腰椎

底骨

頸椎

臉部

鼻

胸腺2

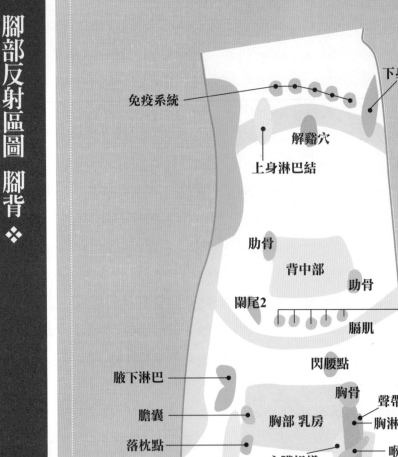

免疫系統

下身淋巴結

解谿穴

上身淋巴結

肋骨

背中部

助骨

闌尾2

淋巴系統

膈肌

閃腰點

腋下淋巴

胸骨

聲帶

膽囊

胸部 乳房

胸淋巴腺

落枕點

喉，氣管

心臟組織

降壓點

頸淋巴結2

耳內迷路

扁桃體腺

牙齒

口腔

下顎

臉部

上顎